Stephan Kobus

**Klinische Charakteristika der
zirkumskripten Sklerodermie**

Stephan Kobus

Klinische Charakteristika der zirkumskripten Sklerodermie

in Abhängigkeit vom Subtyp und serologischen Parametern

Südwestdeutscher Verlag für Hochschulschriften

Impressum/Imprint (nur für Deutschland/only for Germany)
Bibliografische Information der Deutschen Nationalbibliothek: Die Deutsche Nationalbibliothek verzeichnet diese Publikation in der Deutschen Nationalbibliografie; detaillierte bibliografische Daten sind im Internet über http://dnb.d-nb.de abrufbar.

Alle in diesem Buch genannten Marken und Produktnamen unterliegen warenzeichen-, marken- oder patentrechtlichem Schutz bzw. sind Warenzeichen oder eingetragene Warenzeichen der jeweiligen Inhaber. Die Wiedergabe von Marken, Produktnamen, Gebrauchsnamen, Handelsnamen, Warenbezeichnungen u.s.w. in diesem Werk berechtigt auch ohne besondere Kennzeichnung nicht zu der Annahme, dass solche Namen im Sinne der Warenzeichen- und Markenschutzgesetzgebung als frei zu betrachten wären und daher von jedermann benutzt werden dürften.

Verlag: Südwestdeutscher Verlag für Hochschulschriften GmbH & Co. KG
Heinrich-Böcking-Str. 6-8, 66121 Saarbrücken, Deutschland
Telefon +49 681 37 20 271-1, Telefax +49 681 37 20 271-0
Email: info@svh-verlag.de

Zugl.: Ruhr-Universität Bochum, Diss., 2009

Herstellung in Deutschland (siehe letzte Seite)
ISBN: 978-3-8381-1358-6

Imprint (only for USA, GB)
Bibliographic information published by the Deutsche Nationalbibliothek: The Deutsche Nationalbibliothek lists this publication in the Deutsche Nationalbibliografie; detailed bibliographic data are available in the Internet at http://dnb.d-nb.de.

Any brand names and product names mentioned in this book are subject to trademark, brand or patent protection and are trademarks or registered trademarks of their respective holders. The use of brand names, product names, common names, trade names, product descriptions etc. even without a particular marking in this works is in no way to be construed to mean that such names may be regarded as unrestricted in respect of trademark and brand protection legislation and could thus be used by anyone.

Publisher: Südwestdeutscher Verlag für Hochschulschriften GmbH & Co. KG
Heinrich-Böcking-Str. 6-8, 66121 Saarbrücken, Germany
Phone +49 681 37 20 271-1, Fax +49 681 37 20 271-0
Email: info@svh-verlag.de

Printed in the U.S.A.
Printed in the U.K. by (see last page)
ISBN: 978-3-8381-1358-6

Copyright © 2010 by the author and Südwestdeutscher Verlag für Hochschulschriften GmbH & Co. KG and licensors
All rights reserved. Saarbrücken 2010

Inhaltsverzeichnis:

1 **Einleitung** 5
   1.1   Die zirkumskripte Sklerodermie 5
      1.1.1   Definition 5
      1.1.2   Klassfikation 6
      1.1.3   Klinik 7
         1.1.3.1 Plaque Morphea 7
         1.1.3.2 Guttata Morphea 8
         1.1.3.3 Atrophoderma of Pasini et Pierini 9
         1.1.3.4 Keloid Morphea 9
         1.1.3.5 Generalisierte Morphea 10
         1.1.3.6 Bullöse Morphea 10
         1.1.3.7 Lineare zirkumskripte Sklerodermie 11
         1.1.3.8 Lineare Morphea „en coup de sabre" 12
         1.1.3.9 Progressive faziale Hemiatrophie (Synonym: Parry Romberg-Syndrom) 13
         1.1.3.10 Deep Morphea 14
         1.1.3.11 Morphea profunda 14
         1.1.3.12 Eosinophile Fasziitis (Shulman-Syndrom) 15
         1.1.3.13 Disabling pansclerotic disease of children ... 16
      1.1.4   Epidemiologie 17
      1.1.5   Histologie der ZS 19
      1.1.6   Pathoätiogenese 20
      1.1.7   Antikörperprofile 23
      1.1.8   Therapieoptionen 24
   1.2   Fragestellung und Zielsetzung 27

2	**Patienten und Methoden**	28
3	**Ergebnisse**	31
3.1	Geschlechterverteilung	31
3.2	Aktive Krankheitsphase	32
3.3	Borrelienserologie	33
3.4	Autoantikörper	34
3.4.1	Antinukleäre Antikörper	34
3.4.2	Titer antinukleären Antikörper (ANA)	35
3.4.3	Antikörper gegen glatte Muskulatur (ASMA)	36
3.4.4	Extrahierbare nukleäre Antiköper (ENA) und Antikörper gegen Histone	37
3.4.5	Antikörper gegen DNS	37
3.5	Eosinophilie	38
3.6	Betroffene Körperstellen	39
4	**Diskussion**	41
4.1	Geschlechterverteilung	41
4.2	Aktive Krankheitsphase	42
4.3	Bedeutung von Borrelieninfektionen	44
4.4	Autoimmunität	46
4.5	Bluteosinophilie	50
4.6	Betroffene Körperstellen	51
5	**Zusammenfassung**	53
6	**Literaturverzeichnis**	54
7	**Danksagungen**	70

Verzeichnis der Abkürzungen

AK	Antikörper
ANA	Antinukleäre Antikörper
Anti-ds-DNA-AK	Anti-Doppelstrang-Desoxyribonucleinsäure-Antikörper
Anti-ss-DNA-AK	Anti-Einzelstrang (single strang)-Desoxyribonukleinsäure-Antikörper
ASMA	Anti-smooth-muscle-Antikörper
BSG	Blutsenkungsgeschwindigkeit
CRP	C-reaktives Protein
CT	Computer-Tomographie
EEG	Elektroenzephalographie
ELISA	Enzyme-linked immuno sorbent assay
ENA	Extrahierbare nukleäre Antikörper
HLA	Human leucocyte antigen
IL-2, -4, -6, -8, -13	Interleukin -2, -4, -6, -8, -13
ICAM	Intrazelluläres Adhaesionsmolekül
LS	Lineare Sklerodermie
MRT	Magnetresonanz-Tomographie
PSS	Progressive systemische Sklerodermie
RF	Rheumafaktor
sIL-2R, sIL-6R	Löslicher (soluble) Interleukin-2 (-6)-Rezeptor
(S)LE	(systemischer) Lupus erythematodes
ZNS	Zentrales Nervensystem
ZS	Zirkumskripte Sklerodermie

1 Einleitung

1.1 Die zirkumskripte Sklerodermie

1.1.1 Definition

Die zirkumskripte Sklerodermie (ZS) ist eine Erkrankung, bei der es sich um unterschiedlich stark ausgeprägte, sklerotische Veränderungen von Dermis, Subcutis, Fettgewebe und tiefer liegenden Strukturen wie Muskulatur und Faszien handelt. Dem gegenüber steht das Krankheitsbild der progressiven systemischen Sklerodermie (PSS), bei der es sich um eine autoimmunologisch induzierte Systemerkrankung aus dem Formkreis der Kollagenosen handelt. Neben der Hautbeteiligung kommt es bei der PSS in der Regel zu einem Befall innerer Organe. Hierbei sind in erster Linie die Lunge, die Speiseröhre und die Nieren befallen, durch die es im Verlauf der Erkrankung zu einer Beeinträchtigung der Lebenserwartung kommen kann. Bei der ZS sind die für die PSS typischen Organmanifestationen, ein Raynaudphänomen und die Akrosklerose nicht zu beobachten und ein extrakutaner Befall kommt in der Regel bei Erwachsenen nicht vor [85], wird aber in Einzellfällen bei der zirkumskripten Sklerodermie im Kindesalter beschrieben [102]. Die ZS ist eine sehr variable Erkrankung, dessen Ausprägungsgrad von kosmetischen Störungen bis hin zu schwersten körperlichen und seelischen Beeinträchtigungen reichen kann.

Nach Expertenmeinung handelt es sich um zwei unterschiedlich Krankheitsbilder, deren Endstrecke eine Sklerose der Haut ist. Übergänge der ZS in eine PSS sind nur in einigen wenigen Fällen beschrieben [10, 51].

1.1.2 Klassifikation

Für die zirkumskripte Sklerodermie hat sich eine internationale Klassifikation durchgesetzt, welche die Erkrankung in fünf Hauptgruppen unterteilt. Dabei handelt es sich um eine von Peterson im Jahr 1995 [57] vorgeschlagene Klassifikation, welche auf einem Klassifikationssytem von Tuffanelli und Winkelmann [90] basiert. Bei den Hauptgruppen handelt es sich um den Plaque Typ (Morphea), die generalisierte, die bullöse, die lineare und die profunde Form der zirkumskripten Sklerodermie (Tabelle 1.1.). Des Weiteren kann man in diesen Gruppen zusätzliche Unterteilungen vornehmen, wobei die eigendliche Morphea (Plaque Typ), die Guttata Morphea, die Athrophoderma of Pasini and Pierini und die Keloid Morphea Entitäten des Plaque-Typs darstellen. Die lineare Form umfasst die progressive faziale Hemiatrophie (Synonym: Parry Romberg Syndrom), sowie die nach ihrem Aussehen beschriebene Form „en coup de sabre", welche in ihrer Lokalisation von den Augenbrauen bis zum Haaransatz reichen kann und bandförmige Alopezien der Kopfhaut, sowie rillenartige Atrophien zeigt. Bei der Deep Morphea sind die eosinophile Faszitis, die „disabling pansclerotic morphea of children", sowie die profunde und die subkutane Morphea zu nennen.

Tab 1.1: Klassifikation der zirkumskripten Sklerodermie [90]

Hauptgruppen	Plaqueförmige ZS	Generalisierte ZS	Bullöse ZS	Lineare ZS	Deep Morphea
Subtypen	*Plaque Morphea*			*en coup de sabre*	*eosinophile Fasziitis*
	Guttata morphea			*Progressive faziale Hemiatrophie (Synonym: Perry*	*disabling pansclerotic morphea of children*
	Atrophoderma of Pasini and Pierini (Synonym: superficial morphea)			*Romberg Syndrom)*	*Morphea profunda*
	Keloid Morphea				*subkutane Morphea*

1.1.3 Klinik

1.1.3.1 Plaque Morphea

Die Plaque Morphea ist der häufigste Subtyp der ZS und beginnt mit der Ausbildung von einzelnen oder multiplen ca. 0,5 bis 30 cm durchmessenden Plaques [7], welche sich vornehmlich am Stamm, seltener an den Extremitäten und fast nie im Gesicht befinden. Die Erkrankung zeigt einen kontinuierlichen Prozess und verläuft über anfängliche flächenhafte Rötungen bis hin zu Plaques mit zentralen Sklerosen. In frühen Phasen der Erkrankung kommt es typischer Weise zu lividen, erythematösen Flecken, die mit der Zeit größere Ausdehnungen annehmen und später eine charakteristische elfenbeinfarbene Färbung zeigen. In späteren Stadien ist die charakteristische Sklerosierung, sowie die Ausbildung eines rötlichen Randsaumes (lilac ring) vorhanden, welchen man als aktiven Herd der Erkrankung ansehen kann [89]. Als Auslöser der Erkrankung werden druckbelastete Areale, wie zum Beispiel Bereiche, in denen Kleidungsstücke aufliegen, angesehen. Typischerweise gehen in Phasen des aktiven Krankheitsprozesses die Hautanhangsgebilde zugrunde. Nach der Phase des aktiven entzündlichen Geschehens kommt es zu einer Atrophie der Haut und des subkutanen Fettgewebes. Im weiteren Verlauf kann sich die Sklerosierung unterschiedlich stark ausbilden und die Prädilektionsstellen können sowohl Hypo- als auch Hyperpigmentierungen aufweisen [8].

1.1.3.2 Guttata Morphea

Bei der Guttata Morphea handelt es sich um eine vornehmlich stammbetonte Form, bei der die einzelnen Plaques einen kleinen Durchmesser von ca. 2 bis 10 mm zeigen. Diese zeigen ein konfettiartiges Verteilungsmuster und ein elfenbeinartiges Kolorit. Im Gegensatz zu dem für die Plaque Morphea typischen lilac ring, sind in frühen Stadien der Erkrankung nur sehr schwach ausgebildete Erytheme im Randbereich der Läsionen zu erkennen. Auch hier lassen sich im Verlauf der Erkrankung Hypo- und Hyperpigmentationen erkennen, wobei sowohl die Sklerosierung, als auch die Induration der Plaques einen wesentlich milderen Verlauf nehmen. Bei der Diagnose dieses Subtyps ist zu beachten, dass die Genitalregion ausgespart bleibt und dies somit differentialdiagnostisch eine wichtige Abgrenzung zum extragenitalen Lichen sclerosus darstellt [89].

1.1.3.3 Atrophoderma of Pasini et Pierini

Die Atrophoderma of Pasini et Pierini ist ein sehr seltener Subtyp der ZS und zeigt im Krankheitsverlauf eine eher milde Ausprägung und ist für Patienten bis auf den kosmetischen Aspekt ein symptomarmer Subtyp der ZS [60, 30]. Histologische Untersuchungen zeigten überwiegend Veränderungen einer superfiziellen Dermatitis [52]. Wie bei der Guttata Morphea liegt auch hier eine stammbetonte Verteilung der Läsionen vor, wobei diese weniger durch den Grad der Sklerosierung, sondern durch ihre braun-bläuliche Farbe in Erscheinung treten. Die Begrenzungen der Läsionen sind scharf und werden daher als „cliff drop" bezeichnet [57]. Bei längerem Verlauf der Erkrankung kann auch hier eine weißliche Induration auftreten [31, 37]. Des Weiteren hat sich der Begriff „superficial morphea" durchgesetzt und wird mit der Atrophoderma of Pasini et Pierini synonym gebraucht [30]. Formen der „superficial morphea" werden häufig nicht in ausreichendem Maße berücksichtigt und kommen in Kombination mit Läsionen der klassischen Morphea vor, zeigen jedoch keine Symptome wie Kontrakturen, Atrophien und die typischen histopathologischen Merkmale, wie eine Beteiligung der tiefen retikulären Dermis [32].

1.1.3.4 Keloid Morphea

Die sehr selten vorkommende Keloid Morphea zeichnet sich durch eine dem Narbenkeloid sehr ähnliche Erscheinungsform aus. Sie wird bei Patienten beschrieben, welche eine Keloidneigung in ihrer Familienanamnese aufweisen [62]. Prädeliktionsstellen sind vor allem der Brustbereich, wo sie als stark sklerotische Noduli in Erscheinung treten [33].

1.1.3.5 Generalisierte Morphea

Vom generalisierten Auftreten der zirkumskripten Sklerodermie ist die Rede, wenn zwei verschiedene anatomische Regionen betroffen sind. Als anatomische Regionen werden der Kopf- Halsbereich, der vordere und hintere Rumpf, sowie die obere und untere Extremität angesehen. Die einzelnen Läsionen können sich in unterschiedlichen Stadien befinden und treten meist im mittleren Lebensalter auf [57, 89]. Der Verlauf dieser Form ist dadurch gekennzeichnet, dass zu Beginn der Erkrankung meist einzelne Plaques vorherrschen, welche sich in ihrer Ausdehnung ausbreiten und konfluieren können. Die Ausbildung dieser Läsionen kann soweit gehen, dass ein massiver Befall des gesamten Körpers zu sehen ist. Dieser kann mit Bewegungseinschränkungen, bis hin zur Beeinträchtigung der Atembewegungen einhergehen. Die für die PSS typischen Merkmale wie die Akrosklerose, Organbefall, Autoantikörper und das Raynaud-Phänomen fehlen. Von einigen Autoren ist bei diesem Erscheinungsbild der Erkrankung ein Übergang in die PSS beschrieben [89]. Ein solcher Übergang konnte bisher im eigenen Patientenkollektiv nicht beobachtet werden.

1.1.3.6 Bullöse Morphea

Obwohl die bullöse Form der zirkumskripten Sklerodermie einen Subtyp der ZS darstellt, ist sie eher als Symptom und nicht als eigenständige Entität anzusehen. Bei der Entstehung der Plaques kommt es zu einem Verschluss von oberflächlichen Lymphgefäßen. Dieser Lymphstau führt konsekutiv zu einer Blasenbildung. Dieser Sachverhalt erklärt auch, warum die Blasenbildung bei verschiedenen Typen der Erkrankung zu beobachten ist. Die so entstandenen subepidermalen Blasen können im

Verlauf der Erkrankung zerplatzen und Ulzerationen hinterlassen [89, 63].

1.1.3.7 Lineare zirkumskripte Sklerodermie

Die lineare Form der ZS macht ca. 20% der Erkrankungsfälle aus. Sie ist mit 65% der Fälle im Kindesalter die am häufigsten vorkommende Entität [102, 58]. Sie ist gekennzeichnet durch eine meist einseitige Betonung und Lokalisation an den Extremitäten, zeigt aber auch einen Befall von Gesicht und Kapillitium. Zum Teil zeigt sie einen sehr destruktiven Charakter und führt zum Befall von Muskulatur und Knochen, was eine erhebliche Einschränkung der Längen- und Funktionsentwicklung der Extremität mit sich bringt. In 13% der Fälle treten arthritische Veränderungen auch an Körperregionen auf, welche den Hautveränderungen fern liegen [102]. Die stark pigmentierten und sklerosierten Läsionen zeigen eine lineare Ausbreitung über die betroffene Extremität, bzw. die befallenen Körperstellen. Da nicht selten ein gelenküberschreitender Befall vorherrscht, sind Beugekontrakturen ein häufiges Phänomen. Eine Längendiskrepanz zwischen betroffenen und nicht betroffenen Extremitäten kann durch den Beginn der Erkrankung vor Schluss der Epiphysen erklärt werden [46]. Die auffälligen Verlaufsmuster sowie die fast immer einseitige Betonung der Läsionen sind noch nicht in ausreichender Weise geklärt, es lässt aber vermuten, dass neurologische oder auch embryologische Gründe eine Rolle spielen. Dies erhärtet sich dadurch, dass die lineare Ausbreitung der Plaques den Verläufen peripherer Nerven folgt [77, 87]. Des Weiteren scheinen die Läsionen in ihrem Verlauf den Blaschko-Linien zu folgen. Dies konnte in einer Arbeit, in der 65 Kinder untersucht wurden, gezeigt werden. Als Ursache wird das Vorhandensein von vulnerabelen Zellen angesehen, die sich in einem Mosaikzustand befinden und durch noch nicht näher bekannte Triggerfaktoren aktiviert werden [94].

1.1.3.8 Lineare Morphea „en coup de sabre"

Als Subtyp der linearen zirkumskripten Sklerodermie ist der Typ „en coup de sabre" zu nennen, der sich in seiner Ausdehnung als meist unilaterale narbenförmige Atrophie im Bereich des behaarten Kopfes präsentiert. Diese Läsionen können sich vom Kapillitium bis zur Augenbraue erstrecken [57]. Nicht selten kommt es zum Auftreten von mehreren Läsionen, die sich an den Blaschko-Linien orientieren [76]. Der Name dieses Subtyps ist dadurch zu erklären, dass es im Bereich der Läsionen zu starken Einziehungen kommen kann, welche Verletzungen durch einen Säbelhieb sehr ähneln. Zu den sehr stark sklerosierten und hyperpigmentierten Arealen kommt die auf den Prädeliktionsort beschränkte Alopezie. Die Ausdehnung dieser Areale kann soweit gehen, dass auch tiefer gelegene Muskel- und Knochengewebe betroffen sein können. Die Läsionen sind in der Regel schmerzfrei, jedoch ist in einigen Fällen ein läsionaler Pruritus beschrieben. Neben der kutanen Manifestation zeigen sich ophtalmologische, wie auch zentralnervöse Veränderung. Bei Befall der Augen ist in erster Linie eine Affektion des Lides zu nennen. Ferner sind durch den gestörten Sekretfluss Entzündungen der Uvea bzw. Skleren zu beobachten. In seltenen Fällen können auch ein Katarakt, Glaukom oder eine Sicca-Symptomatik vorkommen. Bei ophtalmologischen Untersuchungen können zudem ein Papillenödem, wie auch aneurysmatische Gefäßveränderungen auftreten [100]. Zu einer zentralnervösen Beteiligung zählt die in bis zu 10% der

Fälle beschriebene Epilepsie. Es existieren jedoch auch wesentlich mildere ZNS-Beteiligungen, welche sich durch Schwindel und Kopfschmerzen präsentieren [101]. Vor diesem Hintergrund sind in einigen Studien sowohl Veränderungen im MRT, wie auch im EEG beschrieben, welche sowohl vaskuläre Veränderungen, als auch entzündliche Prozesse zeigen [3, 80].

1.1.3.9 Progressive faziale Hemiatrophie (Synonym: Parry Romberg-Syndrom)

Die progressive faziale Hemiatrophie ist ebenfalls eine auf den Kopf beschränkte Erkrankung, die in erster Linie Patienten unter 20 Jahren betrifft. Meist sind schon bei der Geburt oder in den ersten Lebensmonaten Erstmanifestationen der Erkrankung zu erkennen [79]. Auch hier ist, wie beim Subtyp „en coup de sabre" meist nur eine Gesichtshälfte betroffen. Eine Abgrenzung kann zuweilen schwierig sein, jedoch nehmen die Ausdehnung und Atrophie wesentlich größere Ausmaße an [54]. Die zentralnervösen Veränderungen ähneln denen des Subtyps „en coup de sabre". Der Progress dieser Erkrankung ist sehr langsam. Der krankhafte Prozess kann sich über eine Atrophie der Haut und des subkutanen Gewebes, bis hin zum Befall von tiefer liegenden Strukturen wie Muskeln und Knochen erstrecken. Eine bevorzugte Gesichtshälfte scheint es nicht zu geben und ein bilateraler Befall ist äußerst selten [23, 64, 79]. In einer Studie von Tollefson et al. konnte jedoch an einem Kollektiv von 54 Patienten gezeigt werden, dass sowohl das Parry-Romberg-Syndrom, als auch die ZS „en coup de sabre" wesentlich häufiger als angenommen einen bilateralen Befall zeigen und koexistieren [86]. Ähnliche Ergebnisse zeigte eine Arbeit von Sommer et al., in der 42% der Patienten mit Parry-Romberg-Syndrom auch „en coup de sabre" Läsionen aufwiesen [78]. Weiter werden zwei Subtypen der progressiven fazialen Hemiatrophie anhand ihrer klinischen Verlaufsform unterschieden. Der erste zeichnet sich durch eine Mitbeteiligung der Hautareale aus, welche die Atrophie umgeben. Dabei kommt es zu Veränderungen wie Sklerose, Hyper- und Hypopigmentierungen. Eine ZS „en coup de sabre" besteht häufig zusätzlich, oder geht einer progressiven fazialen Hemiatrophie voraus. Der zweite Subtyp betrifft in erster Linie den Wangenbereich und zeichnet sich durch eine primäre Beteiligung von subkutanen Strukturen aus. Die darüber liegende Haut weist keine pathologischen Veränderungen auf [78]. Als auslösende Faktoren werden der Erkrankung vorausgegangene Traumata angenommen. Pathogenetisch werden nervale Schäden angenommen, welche den Krankheitsprozess unterhalten. Traumata in der Vorgeschichte werden von einigen Autoren als prognostisch ungünstiger Faktor mit schwererem Krankheitsverlauf angesehen [4, 5].

1.1.3.10 Deep Morphea

Dieser Subtypen der ZS ist äußerst selten und betrifft meist tiefer liegende Gewebe. Der Befall der Haut kann schwach ausfallen oder gänzlich fehlen. Die einzelnen Formen werden anhand ihres klinischen Erscheinungsbildes und dem Befall verschiedener anatomischer Strukturen klassifiziert [57].

1.1.3.11 Morphea profunda

Der Subtyp Morphea profunda ist durch einen Befall von tiefer liegenden Strukturen, wie dem subkutanen Fettgewebe und den Faszien der

Muskulatur gekennzeichnet. Die Hautveränderungen bei diesem Krankheitsbild sind eher blande. In der Regel fehlen die für die ZS typischen Veränderungen wie elfenbeinfarbene Skleroseareale oder auch Hyper- und Hypopigmentierungen. Vielmehr spielt sich der Krankheitsprozess in tieferen Arealen ab. So kommt es in Abhängigkeit vom Erkrankungsstadium zu tiefen Indurationen, welche im weiteren Verlauf zu einer Atrophie der darüber liegenden Haut führen können. Histologisch zeigt sich häufig eine lobuläre Pannikulitis, welche als Sklerodermie-Pannikulitis bezeichnet wird. Diese besteht aus einem dichten entzündlichen Infiltrat, welches vor allem aus Lymphozyten besteht. Die Pannikulitis spielt sich meist in den oberen Anteilen des Fettgewebes ab und zeigt Rundzellinfiltrate an der dermo-subkutanen Grenze. Des Weiteren kommt es zur Umschließung von Fettgewebslobuli durch kollagene Bündel. Da das klinische Erscheinungsbild dieser Erkrankung nicht klar zu beurteilen ist, kann nur eine tiefe Biopsie zu einer eindeutigen Diagnose führen [89, 81, 2].

1.1.3.12 Eosinophile Fasziitis (Shulman-Syndrom)

Diese häufig als eigenständige Erkrankung diskutierte Form der ZS stellt einen Subtyp der Deep Morphea dar, der gehäuft bei jungen Männern vorkommt und in signifikanter Weise nach Traumata und schweren körperlichen Belastungen vorkommt. Die Ausdehnung des Krankheitsprozesses betrifft vor allem tiefer liegende Strukturen und in besonderem Maße die tiefen Muskelfaszien. Im Gegensatz zu anderen Formen der ZS tritt der Beginn der Krankheit sehr plötzlich ein und ist durch ödematöse schmerzhafte Schwellungen gekennzeichnet, welche von lividen Verfärbungen begleitet werden können. Die

Prädilektionsstellen sind die Extremitäten, wobei der Befall der Unterarme fulminante Ausmaße annehmen kann [75]. Im weiteren Verlauf der Erkrankung kommt es zu tiefgehenden Indurationen, die sowohl die Haut, als auch tieferliegende Strukturen betreffen. Folge dieser Prozesse ist die Ausbildung harter Skleroseareale, die gegenüber den umgebenden Geweben schlecht verschieblich sind und zur Kontrakturbildung führen können. Regelmäßig sind eine schmerzhafte Gelenkbeteiligungen und Myositiden zu beobachten [2], sowie die namensgebende Bluteosinophilie, hämolytische Anämien, Thrombozythopenien, Beschleunigung der Blutsenkung und Hypergammaglobulinämien [13]. Des Weiteren sind Assoziationen mit multiplen malignen hämathologischen Erkrankungen beschrieben [13, 39]. Histologisch ist der Krankheitsprozess durch ein pleomorphes Erscheinungsbild geprägt, wobei sich das Infiltrat aus eosinophilen Granulozyten, Makrophagen, Plasmazellen und Monozyten zusammensetzt. Dieser Entzündungsprozess kann über die Haut und das subkutane Gewebe hinausgehen und tiefer liegende Strukturen einbeziehen. Dabei kann es zu sehr ausgedehnten Formen kommen, welche schwerstgradige fibrotische Veränderungen im Muskelgewebe aufweisen können [2, 38].

1.1.3.13 Disabling pansclerotic disease of children

Bei dieser extrem seltenen Form der Erkrankung kann der Verlauf fatale Ausmaße annehmen und bis zum Exitus letalis führen. Der Ausdehnungsbereich dieses Subtyps erstreckt sich von der Haut bis hin zu tief liegenden Strukturen wie Muskeln und Knochen. Es hat sich gezeigt, dass die Extremitäten bevorzugt befallen werden, aber Kopf, Gesicht und der Körperstamm ebenfalls betroffen sein können [57]. Der rasch progrediente Verlauf der sklerotischen Veränderungen kann, ähnlich wie bei der linearen ZS, zu entsprechenden Kontrakturbildungen und Fehlstellungen führen. Bedingt durch den extremen Verlauf der Sklerose, können Strukturen im Bereich nervaler Leitungsbahnen komprimiert werden. Dies kann zu Funktionsausfällen von Muskeln führen. Die Progredienz der Erkrankung ist durch einen stetigen Verlauf bis hin zur Mitbeteiligung des Knochengewebes gekennzeichnet. Eine Osteoporose und andere pathologische Knochenveränderungen sind ein häufig beobachtetes Phänomen [82].

1.1.4 Epidemiologie

Die zirkumskripte Sklerodermie ist eine Erkrankung, die Frauen drei mal häufiger betrifft als Männer und in der Bevölkerung mit einer Inzidenz von 20 pro 1.000.000 vertreten ist. In den letzten 30 Jahren ist eine Zunahme der Inzidenzrate von ungefähr 3,6% pro Jahr beschrieben. Dies könnte unter anderem daran liegen, dass die Erkrankung früher erst spät, falsch oder gar nicht diagnostiziert wurde [58]. Das Erstmanifestationsalter umfasst zwei Häufigkeitsgipfel. Zum einen sind Kinder (meist lineare zirkumskripte Sklerodermie) im Alter von ca. sieben Jahren betroffen, zum anderen Frauen zwischen dem vierzigsten und sechzigsten Lebensjahr. Auch bei Kindern ist eine unterschiedliche Geschlechterverteilung zu erkennen. Mädchen sind häufiger betroffen als Jungen, die Ratio beträgt 2,4:1 [56]. Nur bei der linearen Form der ZS scheint es kein bevorzugtes Geschlecht zu geben [50]. Im Erwachsenenalter dauert das aktive Krankheitsgeschehen im Durchschnitt 3,8 Jahre, wobei zu berücksichtigen ist, dass die Verläufe der einzelnen Subtypen variieren. So ist das aktive Krankheitsgeschehen des

Plaquetyps mit durchschnittlich 2,7 Jahren das kürzeste und das der profunden ZS mit durchschnittlich 5,5 Jahren das längste [58].

Im Erwachsenenalter stellt der Plaquetyp den häufigsten Subtyp dar und betrifft ca. 60% der Erkrankten. Danach folgen die lineare zirkumskripte Sklerodermie (LS) mit bis zu 20% und die generalisierte Form der LS mit bis zu 13%. Die profunde Form der ZS ist mit bis zu 10% vertreten. Im Kindesalter hingegen ist die LS am häufigsten vorhanden und betrifft bis zu 50% der betroffenen Kinder. Etwa ein Drittel der Kinder mit einer LS leiden am Subtyp „en coup de sabre". Im Gegensatz zu Erwachsenen ist der Plaquetyp bei Kindern mit bis zu 25% vertreten, die generalisierte ZS mit 7% und die profunde Form mit ca. 2%. Übergänge zwischen den einzelnen Subtypen kommen vor und sind insbesondere bei Kindern zu beobachten, bei denen es in bis zu 16% der Fälle dazu kommen kann. Bei Erwachsenen sind überlappende Subtypen in wesentlich wenigeren Fällen beschrieben. Bei diesen Mischformen hat sich der Krankheitsverlauf als wesentlich langwieriger und komplizierter erwiesen [56]. Jedoch ist zu sagen, dass bei der ZS eine wesentliche Beeinträchtigung der Lebenserwartung nicht zu erwarten ist [58].

Obwohl Übergänge der ZS in eine PSS äußerst selten beschrieben sind und die ZS als reine Haut- und der Haut angeschlossenen Gewebe angesehen wird, hat eine Studie gezeigt, dass in einem Kollektiv von 750 Kindern mehrere extrakutane Manifestationen der ZS erkennbar waren. In dieser Studie sind in rund einem Viertel der Fälle extrakutane Krankheitsprozesse beschrieben [102]. Von diesen 22.4% betroffenen Kindern hatten 47.2% Athralgien und Kontrakturen, sowie entzündliche Veränderungen der synovialen Gewebe. Daneben sind, wie schon bei den Unterformen der linearen ZS beschrieben, neurologische Auffälligkeiten in 17,1% der Fälle aufgetreten. Im Einzelnen handelt es sich dabei um

Folgen entzündlicher Veränderungen im Bereich der zentralnervösen Gefäße, die sich von Kopfschmerzen, Neuropathien, bis hin zu Epilepsien erstrecken können. Neben diesen Hauptbefunden sind noch einige weitere Befunde beschrieben, die wie folgt aussehen: Vaskuläre Prozesse wie das Raynaud-Phänomen in 9,3%, Veränderungen im Augenbereich (Glaukom, Papillenödeme, entzündliche Veränderungen) in 8,3%, gastrointestinale (Refluxkrankheit) in 6,2%, sowie respiratorische (restriktive Veränderungen) in 2,6% der Fälle. Dazu kommen noch in jeweils 1% der Fälle eine kardiale, sowie eine renale Beteiligung vor [102, 10, 72]. Im Gegensatz dazu konnten bei der erwachsenen Bevölkerung solche Veränderungen nicht nachgewiesen werden.

1.1.5 Histologie der ZS

Histologisch sind im Verlauf der Erkrankung verschiedene Phasen zu beobachten, die einem bestimmten Muster folgen und bei fast allen Patienten zu beobachten sind. Zu Beginn der Erkrankung lässt sich in der inflammatorischen Phase eine Reduktion der elastischen Fasern, eine Verdickung der Kollagenbündel, ein lymphohistiozytäres Entzündungsinfiltrat, sowie eine Ballonierung der Endothelzellen und eine Verdickung von Kollagenbündeln erkennen.

Im weiteren Verlauf lassen sich in der nun folgenden intermediären Phase Infiltrate in der Subcutis und im Fettgewebe erkennen, die zu einem fibrotischen Umbauprozess führen. Während dieser Prozesse ist das vermehrte Vorhandensein von Proteoglykanen, Fibronectin und Typ III Kollagen zu beobachten [99].

In der späten fibrotischen Phase ist die Sklerosierung der führende Prozess, neben dem ein nur geringes Entzündungsinfiltrat vorherrscht.

Außerdem ist zu diesem Zeitpunkt eine starke Atrophie der Hautanhangsgebilde zu verzeichnen.

1.1.6 Pathoätiogenese

Eine genaue Ursache für die zirkumskripte Sklerodermie ist bis heute nicht hinreichend bekannt, es werden jedoch zur Zeit einige Erklärungsansätze verfolgt, welche zumindest in Assoziation mit dieser Erkrankung gebracht werden können. Es ist bekannt, dass in Familien von Patienten, die an zirkumskripter Sklerodermie leiden ein gehäuftes Auftreten von Erkrankungen aus dem rheumatischen Formkreis zu verzeichnen ist. Eine genetische Prädisposition scheint wahrscheinlich, da ein gehäuftes Auftreten von HLA-A3B7 und DR2 bei Patienten mit dieser Erkrankung beobachtet wurde [45]. Ein autoimmunologisches Geschehen wird zusätzlich dadurch bekräftigt, dass sich eine Assoziation zu anderen Erkrankungen autoimmuner Genese gezeigt hat. Hierbei handelt es sich im Einzelnen um die Vitiligo, die Hashimoto-Thyreoiditis, den Typ I Diabetes und den systemischen Lupus erythematodes [101]. Es hat sich gezeigt, dass insbesondere bei Kindern, die an der linearen Form der zirkumskripten Sklerodermie leiden, Traumata in der Anamnese auftauchen [93].

Als Auslöser der Erkrankung werden auch Umwelteinflüsse diskutiert. Hierbei handelt es sich zum Beispiel um Medikamente wie Appetitzügler, Isoniazid und Bleomycin, aber auch Chemikalien wie organische Lösungen und Polyvinylchloride. Des Weiteren kommt die ZS nach Injektionen (vor allem Vitamin K), bei malignen Erkrankungen (Mammakarzinom, Karzinoiden, metastasierten Melanomen) und nach Radiatio vor [72]. Auch Infektionen werden immer wieder als ursächlicher Faktor herangezogen. Insbesondere die Infektion mit

Borrelia burgdorferi wird immer wieder in Zusammenhang mit der zirkumskripten Sklerodermie gebracht, wobei dieses als eher kritisch anzusehen ist [6, 1]. Jedoch konnte in einer aktuellen Arbeit mittels focus-floating-Mikroskopie und spezifischen Antikörpern eine Infektion mit Borrelia burgdorferi in 69% der untersuchten Fälle nachgewiesen werden. Insbesondere in frühen inflamatorischen Phasen der Erkrankung war dies der Fall. Hierbei konnten CD 20 positive Lymphozyten nachgewiesen werden, welche einen guten Prädiktor für bakterielle Infektionen, insbesondere mit Borrelien darstellen. Für die ZS pathogenetisch bedeutend wird die chronische Persistenz von aktivierten B-Lymphozyten angesehen. Ein weiterer Hinweis ergibt sich aus der Tatsache, dass ein Teil der Patienten mit einer ZS von einer Therapie mit Antibiotika profitieren [15].

Pathogenetisch sind auf molekularbiologischer Ebene sowohl Defekte in der humoralen, wie auch in der zellulären Immunantwort zu vermuten. In frühen Stadien der Erkrankung kommt es zu einer Alteration von endothelialen Zellen, welche in der Folge mit einer Hochregulation von Adhesionsmolekülen und chemotaktischen Zytokinen reagieren. Es hat sich gezeigt, dass in aktiven Läsionen der zirkumskripten Sklerodermie ein erhöhtes Maß an Angiogenese stattfindet. Nahezu immer kann in inaktiven Läsionen der Erkrankung der Nachweis von vorherigen endothelialen Schäden erbracht werden [28]. Infolgedessen infiltrieren inflammatorische Zellen wie CD4+ Zellen, Monozyten und eosinophile Granulozyten durch das Endothel das retikuläre Gewebe der Dermis. Die durch Endothel- und Entzündungszellen ausgeschütteten Zytokine und Wachstumsfaktoren verursachen eine Proliferation der Fibroblasten, sowie eine Zunahme der extrazellulären Matrix [23, 28, 36]. Wie schon erwähnt sind auf immunmodulatorischer Ebene verschiedene Prozesse zu beobachten, wobei in der proinflammatorischen Entzündungskaskade ein erhöhtes Vorkommen der Zytokine IL-2, IL-4, IL-6, IL-8 und IL-13, sowie TNF α zu beobachten ist [24]. Des Weiteren scheint das Vorkommen von erhöhten Mengen an löslichen Zytokinrezeptoren (sIL-2R und sIL-6R), sowie CD4, CD8, CD23 und CD30 im Serum der Patienten mit dem Ausprägungsgrad der Erkrankung zu korrelieren [72, 71, 29, 53]. Auch das erhöhte Vorkommen von Adhäsionsmolekülen (vascular cell adhesion molecule 1, E-Selectin) und der Mangan-Superoxid-Dismutase bei Patienten mit zirkumskripter Sklerodermie können mit der Anzahl der Läsionen in Verbindungen gebracht werden [34].

Diese Konstellation gibt einen Hinweis darauf, welche Immunantwort wahrscheinlich das vorherrschende Ereignis bei der zirkumskripten Sklerodermie ist. Die TH2 gewichtete Immunantwort und die damit durch CD 30 positive T-Zellen verbundene Induktion von Autoantikörpern durch B-Zellen sind maßgeblich daran beteiligt. Dies wird dadurch deutlich, weil die Höhe von Anti-Histon-Antikörper-IgM mit löslichem CD30 signifikant korreliert [73]. Des Weiteren gibt es Hinweise darauf, dass der „TGF-β-pathway" an der Aktivierung von Fibroblasten und der Überproduktion von Kollagen beteilig ist. Es existieren 3 Typen von TGF-β-Rezeptoren, Typ I, II und III. Es konnte gezeigt werden, dass Typ I und II in Hautproben von betroffenen Arealen bei Patienten mit ZS erhöht sind. Dieses Gefüge lässt vermuten, dass die Überexpression von TGF-β RI und TGF-β RII über eine autokrine Stimulation an der Pathogenese der ZS beteiligt ist [44].

1.1.7 Antikörperprofile

Schon seit längerer Zeit beschäftigen sich viele Arbeitsgruppen und Studien mit dem Nachweis von speziellen Antikörpern, die sowohl für die Diagnosestellung, als auch für den klinischen Verlauf diagnostischen Wert besitzen. Im Serum von Patienten mit zirkumskripter Sklerodermie konnten verschiedene laborchemische Parameter nachgewiesen werden. So gelang es Takehara et al. mittels indirekter Immunfluoreszenz ANA in den Seren betroffener Patienten nachzuweisen [84]. Im weiteren Verlauf konnte nachgewiesen werden, dass diese ANA nicht gegen ein spezifisches Antigen gerichtet sind, sondern sich aus einer heterogenen Gruppe von Antikörpern zusammensetzten. Interessanter Weise konnte bei Patienten mit zirkumskripter Sklerodermie der Nachweis von Anti-Topoisomerase-1-AK (Scl-70), welcher hochspezifisch für die diffuse Form der systemischen Sklerodermie ist, nicht erbracht werden. Auch Anti-ds-DNA-AK konnten in Patientenseren nicht nachgewiesen werden [85] und so blieb das genaue Antigen lange Zeit unentdeckt. Jedoch konnte gezeigt werden, dass in einer Gruppe von Patienten mit linearer zirkumskripter Sklerodermie Anti-ss-DNA-AK nachgewiesen werden konnte [20]. Diese Erkenntnis konnte auch bei Patienten mit generalisierter Form untermauert werden. Auch andere Arbeitsgruppen konnten in größeren Kollektiven den Nachweis dieser Antikörper bei bis zu 59% der Patienten mit ZS erbringen [19]. Einige Zeit später konnten Antikörper detektiert werden, die gegen Histone und dabei speziell gegen die Histone H1 und H3 gerichtet sind [85]. In mehreren Arbeiten wurde beschrieben, dass die Titer der Anti-Histon-AK sowohl mit der Krankheitsaktivität, als auch mit der Anzahl der einzelnen Läsionen in Verbindung gebracht werden können [16]. Dies soll in besonderem Maße für Patienten mit generalisierter ZS gelten [70]. Es sind noch einige

weitere Blutfaktoren gefunden worden, die in Verbindung mit der ZS gebracht werden können. Dabei handelt es sich im Einzelnen um den Rheumafaktor und um zirkulierende Immunkomplexe, wie auch um spezielle Antikörper wie ENA und ASMA, deren genaue Bedeutung im Krankheitsgeschehen noch nicht genau abgeschätzt werden kann [69].
Zusammenfassend muss daher konstatiert werden, dass spezifische serologische Marker für die ZS bzw. dem Krankheitsverlauf bisher noch fehlen. Es gab verschiedene Modelle in denen Aktivitätsmarker, wie z.B. das Prokollagen III Peptid, postuliert wurden, welche aber wieder verworfen wurden [25, 26].

1.1.8 Therapieoptionen

Bis heute ist eine kausale Therapie der zirkumskripten Sklerodermie noch nicht möglich. Es gibt jedoch verschiedene Therapieoptionen die sowohl den Ausprägungsgrad, die Progredienz und die Lebensqualität der Patienten positiv beeinflussen. Unzählige, meist in Kasuistiken oder an kleineren Kollektiven beschriebene Therapieformen (Interferon gamma, Ciclosporin A, Azathioprin, D-Penicillinamin, Penicillin, Tacrolimus, Imiqimod, PUVA) wurden für die zirkumskripte Sklerodermie publiziert. Diese sind jedoch häufig mit starken Nebenwirkungen assoziert oder wenig wirksam [48, 17, 27, 14].
Internationale Leitlinien in der Therapie der zirkumskripten Sklerodermie sind bis heute nicht festgelegt. Es hat sich jedoch gezeigt, dass bei einzelnen Formen der Erkrankung bestimmte Therapien gute Ergebnisse erzielt haben. Kreuter et al. entwickelten ein Therapiealgorithmus, in welchem leichte und schwere Formen unterschieden werden. Diese Formen unterscheiden sich in einer reinen Hautmanifestation oder Beteiligung tieferer Strukturen [40]. So ist zu sagen, dass bei solitären

oberflächlichen Plaques eine lokale Therapie meist ein probates Mittel darstellt. Dabei hat sich gezeigt, dass eine Therapie mit potenten Steroiden eine Therapieoption ist [35]. Eine weitere Möglichkeit ist das Verwenden von Calciprotriol [9], welches auch in Kombination mit einer UV-Therapie eingesetzt werden kann [42]. Auch die Kombination einer Steroid-Stoßtherapie mit Methrotrexat stellt einen Therapieansatz dar [43, 95]. Des Weiteren hat sich auch die alleinige Therapie durch UVA-1 Bestrahlung als eine sehr gute Behandlungsmöglichkeit erwiesen [40]. Die UVA-1 Bestrahlung ist eine der effektivsten Therapieoptionen bei chronisch inflammatorischen Hauterkrankungen, wobei drei verschieden Dosis-Regime verwendet werden. Die Wellenlänge der eingesetzten Strahlung liegt zwischen 340 und 400 nm. Bei der Hochdosistherapie werden 90 bis 130 J/cm^2 verabreicht, bei der mittleren Dosierung 30 bis 89 J/cm^2 und bei der niedrig dosierten unter 30 J/cm^2.

Die Wirksamkeit der UVA-1 Therapie beruht auf der Modulation verschiedener immunulogischer Geschehen in der Haut. Im Wesentlichen sind es drei pathogenetisch wichtige Vorgänge, die eine Sklerose der Haut unterhalten. Dabei handelt es sich im Einzelnen um eine autoimmune Aktivität, Gefäßschäden und Veränderungen im Kollagenmetabolismus. Die Erfahrung mit dieser Therapieform hat gezeigt, dass die UVA-1 Bestrahlung in alle dieser Vorgänge eingreift. Es kommt zu einer Abnahme von infiltrierenden T-Zellen und pro-inflammatorischen Zytokinen, sowie zu einer Modulation der endothelialen Regulation und der Induktion von Apoptosen. Die Sklerose der Haut wird dabei durch eine Induktion von Metalloproteasen inhibiert. Ein Behandlungszyklus umfasst in der Regel 30 bis 40 Sitzungen, wobei pro Woche 3 bis 5 Einzelgaben verabreicht werden [41].

Schwerere Verlaufsformen der Erkrankung bedürfen weitergehender Interventionen, wobei Systemtherapien z.B. mit Methrotrexat eine Option darstellen [91, 74, 22].

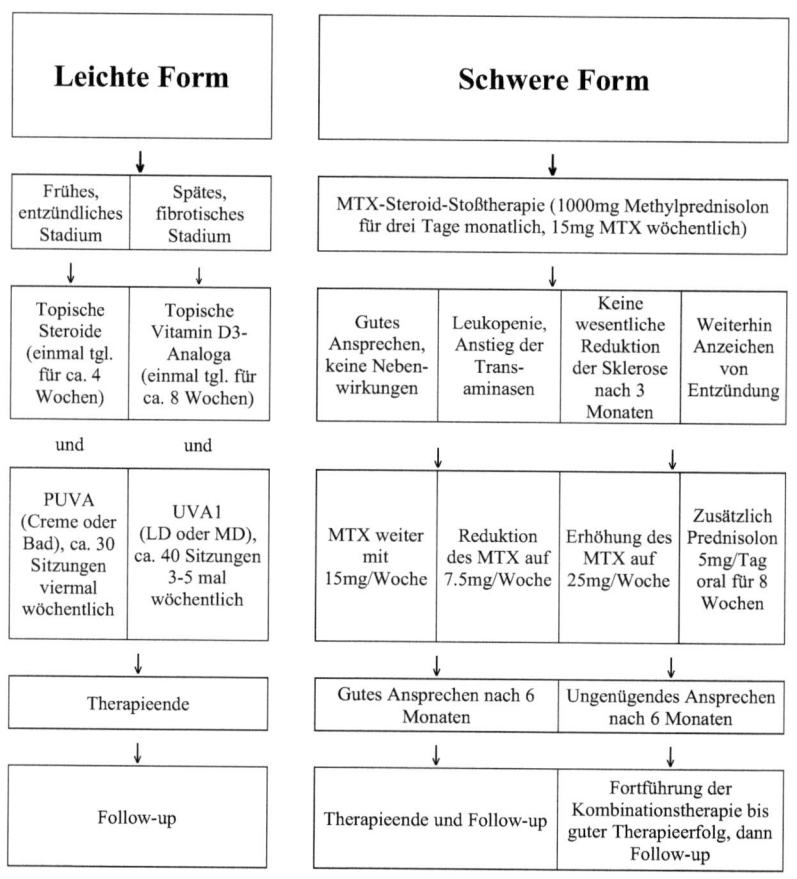

Abb. 1.1: Therapiealgorithmus der zirkumskripten Sklerodermie [40]

1.2 Fragestellung und Zielsetzung

Ziel der Arbeit ist die retrospektive Auswertung eines großen Patientenkollektives von 398 Patienten zur Analyse der verschiedenen Verlaufsformen der zirkumskripten Sklerodermie anhand von serologischen und klinischen Parametern.

Besonderes Augenmerk soll auf die aktive Krankheitsphase der einzelnen Subtypen und die genaue Lokalisation der Prädilektionsstellen gelegt werden. Des Weiteren soll anhand der mehrjährigen Beobachtung der Patienten untersucht werden, ob einzelne Subtypen streng voneinander zu trennen sind. Schon seit Langem werden Infektionen und verschiedene Triggerfaktoren als auslösende Momente angenommen, dabei hat insbesondere die Infektion mit Borrelien immer wieder zu kontroversen Diskussionen geführt. Durch die Untersuchung der Patientenseren auf das Vorhandensein von Antikörpern gegen Borrelia burgdorferi und entsprechenden Bestätigungstests mittels Westernblot soll untersucht werden, ob eine Infektion mit Borrelia burgdorferi für die ZS pathogenetisch bedeutsam ist und häufiger vorkommt, als in der Normalbevölkerung.

Eine autoimmunulogische Genese der ZS wird schon länger als wahrscheinlich angenommen. Ziel der Arbeit ist es, Antikörper, welche bei der ZS beschrieben werden, nachzuweisen. Des Weiteren soll untersucht werden, ob entsprechende Antikörperkonstellationen, Titerverläufe und pathologisch erhöhte Blutparameter einen Hinweis auf den Aktivitätsgrad und den klinischen Subtyp der ZS geben.

Letztendlich soll die hier vorliegende Arbeit zu einem besseren Verständnis dieser seltenen Erkrankung führen.

2 Patienten und Methoden

Das untersuchte Kollektiv setzt sich aus Patienten zusammen, die sich in den letzten Jahren in der Dermatologischen Universitätsklinik des St. Josef-Hospital in Bochum, der Hautklinik am Biederstein der technischen Universität München und der Dermatologischen Praxis der Altstadtklinik Hattingen aufgrund des Verdachtes einer zirkumskripten Sklerodermie in Behandlung begeben haben. Bei allen genannten Einrichtungen handelt es sich um Schwerpunktzentren, welche langjährige Erfahrung in der Behandlung von Patienten mit ZS besitzen. In der vorliegenden retrospektiven Arbeit wurden die Krankenakten aller Patienten mit der Hauptdiagnose Zirkumskripte Sklerodermie untersucht, die sich in der Zeit von 2000 bis Mitte 2006 in einem der oben genannten Einrichtungen vorgestellt haben. Dabei stellten sich 292 der 398 Patienten in der Dermatologischen Universitätsklinik des St. Josef-Hospitals, 71 Patienten in der Hautklinik am Biederstein der technischen Universität München und 35 in der Dermatologischen Praxis der Altstadtklinik Hattingen vor. Bei der Diagnosefindung und Einteilung der Patienten wurde die Klassifikation nach Peterson et al. [57] (1995) herangezogen. In die Evaluation gingen 398 Patienten ein. Das Gesamtkollektiv setzt sich folgendermaßen zusammen. Es litten 201 Patienten unter einer Plaque Morphea (51%), 61 unter der genaralisieren Form (15%), 10 unter der Form Pierini et Pasini (2%), 8 unter einer Deep Morphea (2%), 72 an der linearen Form (18%), 34 am Typ „en coup de sabre" (9%) und 12 (3%) an einer progressiven fazialen Hemiatrophie.

Tab. 2.1: Klassifikation und Anteil am Gesamtkollektiv

Hauptgruppe	Plaqueförmige ZS 211 (53%)	Generalisierte ZS 61 (15%)	Bullöse ZS 0 (0%)	Lineare ZS 118 (30%)	Deep Morphea 8 (2%)
Subtypen	*Plaque Morphea 201 (51%)*			*en coup de sabre 34 (9%)*	*eosinophile Fasziitis*
	Guttata morphea			*Progressive faziale Hemiatrophie (Synonym: Perry*	*disabling pansclerotic morphea of children*
	Atrophoderma of Pasini and Pierini (Synonym: superficial morphea) 10 (2%)			*Romberg Syndrom) 12 (3%)*	*Morphea profunda*
	Keloid Morphea				*subkutane Morphea*

Der Datensatz enthält eine genaue Anamnese bezüglich des Auftretens erster Hauterscheinungen und den Verlauf der Erkrankung, sowie eine klinische Untersuchung zur Feststellung der Lokalisation einzelner Herde und die Klassifikation in einzelne Subtypen. Bei der Beurteilung der Lokalisation wurde so vorgegangen, dass eine Zuordnung zu einzelnen anatomischen Regionen vorgenommen wurde. Dabei wurden der Kopf-Halsbereich, der ventrale Rumpf, der dorsale Rumpf, die obere und untere Extremität als anatomische Region angesehen. Vom generalisierten Auftreten ist analog zu Petersen et al. [57] die Rede, wenn zwei voneinander unabhängige anatomische Regionen betroffen sind.

Die Dauer der aktiven Krankheitsphase wurde sowohl anamnestisch, wie auch durch die Beurteilung im Rahmen der ärztlichen Betreuung der Patienten beurteilt. Dabei wurde sowohl das Vorhandensein eines lilac rings, ein Neuauftreten neuer Erscheinungen, als auch das Auftreten von Juckreiz als Aktivitätsmarker gewertet. Dem gegenüber wurde ein stabiler Befund ohne Veränderungen über einen Zeitraum von 3 Monaten, sowie das Fehlen eines Juckreizes als stabiler Befund ohne Krankheitsaktivität angesehen. Bei allen Patienten erfolgte die histologische Untersuchung gewonnener Hautproben, um die Diagnose zu sichern und die Aktivität entzündlicher Geschehen in der Haut zu erfassen. Darüber hinaus wurden Parameter des Routinelabors mit der Bestimmung von großem Blutbild und klinischer Chemie erhoben. Des Weiteren erfolgte die Bestimmung des Rheumafaktors, C3, C4 und der zirkulierenden Immunkomplexe. Bei der Erstellung des Antikörperprofils wurde das Vorhandensein von ENA, ANA, ASMA, Anti-DNS-AK und Antihiston-AK untersucht. Zur Feststellung einer Infektion durch Borrelia burgdorferi wurde ein Antikörpersuchtest mittels ELISA auf borrelienspezifische IgG und IgM durchgeführt. Zusätzlich wurde bei positiven Ergebnissen im ELISA ein Immunoblot angefertigt.

3 Ergebnisse

3.1 Geschlechterverteilung

Unter den 398 untersuchten Patienten waren 103 (25%) männlichen und 295 (75%) weiblichen Geschlechts. Dies entspricht einer Verteilung von 1:3. Bei der Betrachtung der einzelnen Untergruppen haben sich folgende Geschlechterverteilungen ergeben. Von den 201 an einer Morphea en Plaque leidenden Patienten waren 46 (23%) männlich und 155 (77%) weiblich, unter den 72 an einer linearen ZS leidenden Patienten waren 19 (26%) männlich und 53 (74%) weiblich. Bei den 34 Patienten mit dem Subtyp „en coup de sabre" waren 7 (21%) männlich und 27 (79%) weiblich. Von den 12 Patienten mit einer progressien fazialen Hemiatrophie waren 7 (58%) männlich und 5 (42%) weiblich. Unter den 61 an der generalisierten Form leidenden Patienten waren 21 (34%) männlich und 40 (66%) weiblich. Von den 8 Patienten mit einer Deep Morphea waren 2 Patienten (25%) männlich und 6 (75%) weiblich. Ein männlicher Patient (10%) und 9 (90%) weibliche befanden sich unter den Patienten mit einer Atrophoderma of Pasini et Pierini.

Tab 3.1: Geschlechterverteilung

Geschlechterverteilung			
	männlich	weiblich	gesamt
Morphea en plaque	23% (46)	77% (155)	51% (201)
Lineare ZS	26% (19)	74% (53)	18% (72)
En coup de sabre	21% (7)	79% (27)	9% (34)
Generalisierte ZS	34% (21)	66% (40)	15% (61)
Faziale Hemiatrophie	58% (7)	42% (5)	3% (12)
Deep Morphea	25% (2)	75% (6)	2% (8)
Pasini et Pierini	10% (1)	90% (9)	2% (10)
Gesamt	25% (103)	75% (295)	100% (398)

3.2 Aktive Krankheitsphase

Zur Beurteilung der aktiven Krankheitsphase wurden die Patienten nach der von Peterson et al. [57] zugrunde gelegten Klassifikation aufgeteilt. Die aktive Krankheitsphase wurde in Monaten erfasst und ein durchschnittlicher Wert ermittelt. Die im Durchschnitt längste aktive Erkrankungsphase zeigte sich bei Patienten mit einer progressiven fazialen Hemiatrophie und betrug 112 Monate. Bei Patienten mit einer ZS „en coup de sabre" betrug sie 92,8 Monate. Die durchschnittlich kürzeste aktive Erkrankungsphase zeigte sich bei Patienten, die von einer ZS des Plaque-Typs betroffen waren und betrug 45,7 Monate. Patienten mit einer generalisierten ZS zeigten eine durchschnittliche aktive Erkrankungsdauer von 61,8 Monaten, die mit einer linearen ZS von 59,6. Bei Patienten die am Typ Pasini et Pierini litten ergab sich ein Wert von 71,6 Monaten, bei Patienten mit einer Deep Morphea betrug die aktive Krankheitsphase 49,8 Monate.

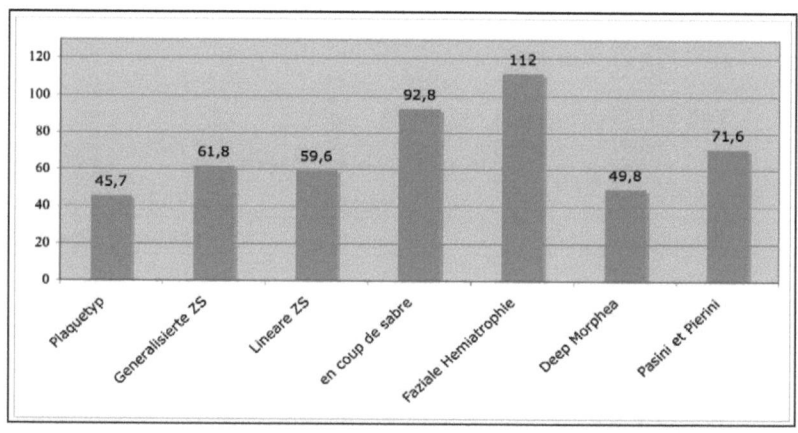

Abb. 3.1: Aktive Krankheitsphase in Monaten im Gesamtkollektiv

3.3 Borrelienserologie

Um die Bedeutung einer Infektion mit Borrelia burgdorferi beurteilen zu können, wurde bei 280 Patienten des Kollektives mittels ELISA IgG und IgM gegen Borrelia burgdorferi bestimmt. Bei 170 dieser Patienten wurde zusätzlich ein Immunoblot durchgeführt. Insgesamt ergaben sich dabei 19 (7%) positive Serologien und 14 (8%) positive Immunoblots. Unter den einzelnen Subtypen ergaben sich dabei verschiedene Verteilungsmuster. Von 148 Patienten mit einer Morphea en plaque besaßen 11 (7%) eine positive Serologie, 137 (93%) eine negative. Die 95 durchgeführten Immunoblots waren in 9 (9%) Fällen positiv und in 86 (91%) negativ. Bei Patienten mit einer generalisierten Morphea ergaben sich 2 (4%) positive und 45 (96%) negative Serologien, sowie 1 (4%) positiver und 27 (96%) negative Immunoblots. Unter den Patienten mit einer linearen ZS wiesen 2 (5%) ein positives und 34 (95%) ein negatives Ergebnis in der Serologie auf. Ein (5%) Immunoblot war positiv, 21 (95%) waren negativ. Patienten mit einer ZS „en coup de sabre" hatten eine (5%) positive und 20 (95%) negative Serologien, 2 (18%) positive und 9 (82%) negative Immunoblots. Bei Patienten mit einer progressiven fazialen Hemiathrophie zeigten sich 2 positive Serologien (18%), wobei in nur einem Fall ein Immunoblot angefertigt wurde, welcher negativ war. Der Subtyp Pasini et Pierini ist je mit einer positiven (1%) und 8 (99%) negativen Serologien, sowie einem positiven (14%) und 6 (86%) negativen Immunoblots vertreten. Unter den Patienten mit einer Deep Morphea gab es keine positiven Ergebnisse, jedoch 8 (100%) negative Serologien und 6 (100%) negative Immunoblots.

Tab. 3.2: Borrelienserologie und Immunoblot

	Serologie		Immunoblot	
	pos	neg	pos	neg
Plaquetyp	11 (7%)	137 (93%)	9 (9%)	86 (91%)
Generalisierte ZS	2 (4%)	45 (96%)	1 (4%)	27 (96%)
Lineare ZS	2 (5%)	34 (95%)	1 (5%)	21 (95%)
En coup de sabre	1 (5%)	20 (95%)	2 (18%)	9 (82%)
Faziale Hemiatrophie	2 (18%)	9 (82%)	0 (0%)	1 (100%)
Pasini et Pierini	1 (1%)	8 (99%)	1 (14%)	6 (86%)
Deep Morphea	0 (0%)	8 (100%)	0 (0%)	6 (100%)
Total	19 (7%)	261 (93%)	14 (8%)	156 (92%)

3.4 Autoantikörper

Bei den Patienten des Kollektivs wurde das Vorhandensein von verschiedenen Autoantikörpern untersucht. Im Einzelnen handelt es sich dabei um einen ANA-Screen, ASMA, Anti-DNS-Antikörper, sowie einen ENA-Screen. Bei positivem ENA-Screen wurde zusätzlich das Vorhandensein von Anti-Histon-Antikörpern untersucht.

3.4.1 Antinukleäre Antikörper

Bei 303 Patienten des Kollektivs wurde das Vorhandensein von ANA untersucht, dabei waren die einzelnen Subtypen folgendermaßen vertreten: Bei Patienten mit einer ZS vom Plaquetyp wurden 148 Serologien angefertigt, wovon 32 (22%) ANA besaßen. Unter den Patienten, die unter einer linearen ZS litten, wurde in 53 Fällen die ANA-Serologie bestimmt. Dabei zeigte sich in 28 (53%) Fällen ein positives Ergebnis. Bei Patienten mit einer generalisierten ZS wurden 53 ANA-Serologien bestimmt, wovon 16 (30%) ein positives Ergebnis zeigten. Unter 23 bestimmten Serologien bei Patienten mit einer ZS „en coup de sabre" waren 7 (30%) positiv. Bei Patienten mit einer progressiven fazialen Hemiatrophie fanden sich unter den 11 angefertigten Serologien in 4 (36%) Fällen ANA. Eine positive Serologie (11%) konnte unter den 9 bestimmten Serologien bei Patienten mit einer ZS Pierrini et Pasini gefunden werden. Auch bei den 6 untersuchten Patienten mit einer Deep Morphea konnte ein positives Ergebnis (17%) gefunden werden.

3.4.2 Titer antinukleären Antikörper (ANA)

Unter den Patienten, die eine positive ANA-Serologie aufwiesen, wurden gleichzeitig die ANA-Titer bestimmt. Dabei wurden Ergebnisse von 1:40 bis 1:80 als grenzwertig bzw. negativ betrachtet. Erst ein Wert von 1:160 wurde als positives Ergebnis gewertet. Einen Titer von 1:40 zeigten 4 Patienten mit einer ZS vom Plaquetyp, 3 mit einer generalisierten ZS und jeweils ein Patient mit einer ZS Pierini et Pasini und einer Deep Morphea. Ein Titer von 1:80 zeigten 9 Patienten mit einer ZS vom Plaquetyp, 6 mit einer linearen ZS, 6 mit einer generalisierten ZS und 4 mit einer ZS „en coup de sabre". Titer von 1:160 konnten bei 10 Patienten des Plaquetyps, 5 der linearen ZS, 3 der generalisierten ZS, sowie jeweils bei 2 Patienten mit einer ZS „en coup de sabre" und der progressiven fazialen Hemiatrophie nachgewiesen werden. Einen Titer von 1:320 zeigten 2 Patienten mit einer ZS vom Plaquetyp, 6 mit einer linearen ZS, 2 mit einer generalisierten ZS und jeweils ein Patient mit einer ZS „en coup de sabre" und einer Progressiven fazialen Hemiatrophie. Titer von 1:640 zeigten 3 Patienten mit einem Plaquetyp, 5 mit einer linearen ZS und 2 mit einer generalisierten ZS. In den höhertitrigen Bereichen von 1:1280 gab es 4 Patienten mit einer ZS vom Plaquetyp, sowie jeweils ein Patient mit einer linearen ZS und einer progressiven fazialen Hemiatrophie. Nur unter Patienten, die unter einer linearen ZS leiden, konnte bei 4 Patienten ein Titer von 1:2560 und bei einem ein Titer von 1:5120 bestimmt werden.

Tab. 3.3: Höhe der ANA-Titer bei einzelnen Subtypen der ZS

	ANA-Titer								
	neg	1:40	1:80	1:160	1:320	1:640	1:1280	1:2560	1:5120
Plaquetyp	116	4	9	10	2	3	4	0	0
Lineare ZS	25	0	6	5	6	5	1	4	1
Generalisierte ZS	37	3	6	3	2	2	0	0	0
En coup de sabre	16	0	4	2	1	0	0	0	0
Faziale Hemiatrophie	7	0	0	2	1	0	1	0	0
Pierrini et Pasini	8	1	0	0	0	0	0	0	0
Deep Morphea	4	1	0	0	0	0	0	0	0

3.4.3 Antikörper gegen glatte Muskulatur (ASMA)

Bei 223 Patienten des Kollektivs wurde untersucht, ob sich Antikörper gegen Bestandteile glatter Muskulatur nachweisen lassen. Dabei zeigten 39 (35%) Patienten mit einer ZS des Plaquetyps, 16 (35%) mit einer linearen ZS, 21 (64%) mit einer generalisierten ZS, 5 (36%) mit einer ZS „en coup de sabre", ein Patient (9%) mit einer progressiven fazialen Hemiatrophie, ein Patient (17%) mit einer ZS Pierrini et Pasini und ein Patient (33%) mit einer Deep Morphea ein positives Ergebnis.

3.4.4 Extrahierbare nukleäre Antiköper (ENA) und Antikörper gegen Histone

Ein Screening auf das Vorhandensein von extrahierbaren nukleären Antikörpern wurde bei 258 Patienten durchgeführt, wobei in 14 Fällen ein positives Ergebnis zutage kam. Bei positivem Ausfall schloss sich die Bestimmung von Antikörpern gegen Histone an, wo sich 7 positive Ergebnisse ergaben. Bei Patienten, die an einer ZS vom Plaquetyp litten, waren im ENA-Screen 4 (3%) Patienten positiv und nur einer (25%) von ihnen besaß Antikörper gegen Histone. Unter den Patienten mit einer linearen ZS konnte in 6 (14%) Fällen ENA nachgewiesen werden, wobei 5 (83%) von ihnen Antikörper gegen Histone aufwiesen. Patienten mit einer generalisierten ZS zeigten in 4 (9%) Fällen ENA, von denen ein (25%) Patient Histon-AK aufwies. Unter den übrigen Subtypen ZS „en coup de sabre", progressive faziale Hemiatrophie, ZS Pierrini et Pasini und der Deep Morphea konnten weder ENA und dem entsprechend auch keine Antikörper gegen Histone nachgewiesen werden. In keinem der 258 Fälle zeigten sich Anti-Zentromer-AK bzw. Anti-Scl-70-AK.

3.4.5 Antikörper gegen DNS

Bei 206 Patienten des Kollektivs wurde untersucht, ob sich Antikörper gegen doppelsträngige DNS (> 25 U/ml) nachweisen lassen. Dies gelang bei 4 (4%) der Patienten mit einer ZS vom Plaquetyp, bei 7 (19%) mit einer linearen ZS, bei 5 (13%) mit einer generalisierten ZS und bei 2 (13%) der Patienten mit einer ZS „en coup de sabre". Die anderen Subtypen zeigten keine Antikörper gegen DNS.

Tab. 3.4: Autoantikörperprofile in Abhängigkeit vom ZS-Subtyp (bei den fettgedruckten Zahlen handelt es sich um die Anzahl der untersuchten Patienten)

Autoantikörperprofile					
ZS	ANA	ENA	Antihiston-AK	ASMA	Anti-ds-DNS-AK
Plaquetyp	32 (22%) **148**	4 (3%) **123**	1 (25%) **4**	39 (35%) **110**	4 (4%) **94**
Lineare	28 (53%) **53**	6 (14%) **44**	5 (83%) **6**	16 (35%) **46**	7(19%) **37**
Generalisierte	16(30%) **53**	4 (9%) **47**	1 (25%) **4**	21 (64%) **33**	5(13%) **38**
„en coup de sabre"	7 (30%) **23**	0 (0%) **22**	0 (0%) **0**	5 (36%) **14**	2 (13%) **15**
faziale Hemiatrophie	4 (36%) **11**	0 (0%) **11**	0 (0%) **11**	1 (9%) **11**	0(0%) **11**
Deep Morphea	1 (17%) **6**	0 (0%) **4**	0 (0%) **0**	1 (33%) **3**	0(0%) **6**
Pierini et Pasini	1 (11%) **9**	0 (0%) **7**	0 (0%) **0**	1 (17%) **6**	0(0%) **5**

3.5 Eosinophilie

Im Blutbild von 245 Patienten des Kollektivs wurde untersucht, ob eine Eosinophilie vorliegt. Dabei wurden Werte ab 360/µl als Eosinophilie gewertet. Es konnte gezeigt werden, dass 8 (7%) der Patienten mit einer ZS des Plaquetyps, ein Patient (2%) mit einer Generalisieren ZS, 6 (18%) mit einer linearen ZS, ein Patient (5%) mit einer ZS „en coup de sabre" und ein Patient (13%) mit einer ZS Pasini et Pierini eine Eosinophilie aufwiesen. Bei Patienten mit einer progressiven fazialen Hemiatrophie und einer Deep Morphea konnte keine Eosinophilie nachgewiesen werden.

Tab. 3.5: Eosinophilie bei einzelnen Subtypen der ZS

	Eosinophilie	
	< 360/µl	>360/µl
Plaquetyp	113 (93%)	8 (7%)
Generalisierte ZS	50 (98%)	1 (2%)
Lineare ZS	27 (82%)	6 (18%)
En coup de sabre	20 (95%)	1 (5%)
Faziale Hemiatrophie	5 (100%)	0 (0%)
Pasini et Pierini	7 (87%)	1 (13%)
Deep Morphea	6 (100%)	0 (0%)

3.6 Betroffene Körperstellen

Um die Lokalisation der betroffenen Körperstellen zu erfassen, wurde das Integument in verschiedene anatomische Regionen aufgeteilt. Dabei wurde der Kopf-Hals-Bereich, der ventrale Rumpf, der dorsale Rumpf, der Rumpf allgemein (ventraler und dorsaler Rumpf betroffen), die obere und untere Extremität als anatomische Region gewertet. Dabei ist von generalisiertem Auftreten die Rede, wenn mindestens 2 voneinander unterschiedliche anatomische Regionen betroffen sind. Zum Teil wurden einige Patienten trotz Befall unterschiedlicher anatomischer Regionen zu anderen Subtypen als der generalisierten Form zugerechnet, da das klinische Erscheinungsbild eindeutig auf einen anderen Subtyp hinwies. Patienten mit der generalisierten Form, der progressiven fazialen Hemiatrophie, sowie der ZS „en coup de sabre" wurden nicht näher untersucht, da die betroffenen Körperstellen schon definitionsgemäß feststehen. Es wurde jede klinische Manifestation gezählt, auch wenn diese bei nur einem einzelnen Patienten auftraten. Bei den 201 Patienten mit einer ZS vom Plaquetyp zeigten sich 11 Läsionen im Kopf-Halsbereich, 29 am Rumpf allgemein (ventraler und dorsaler Rumpf betroffen), 89 im ventralen Rumpfbereich, 30 am dorsalen Rumpf, 29 an der oberen und 47 an der unteren Extremität. Unter den 72 Patienten mit einer linearen ZS war der Kopf-Hals-Bereich 7 mal, der Rumpf allgemein (ventraler und dorsaler Rumpf betroffen) 7 mal, der ventrale Rumpf 7 mal, der dorsale Rumpf 6 mal, die obere Extremität 37 und die untere 44 mal betroffen. Bei den 10 Patienten mit einer ZS Pierini et Pasini war die Kopf-Hals-Region 2 mal, der Rumpf allgemein (ventraler und dorsaler Rumpf betroffen) 3 mal, der ventrale Rumpf 4 mal, der dorsale Rumpf kein mal, die obere und untere Extremität jeweils 2 mal betroffen. Die 7 Patienten mit einer Deep Morphea zeigten jeweils eine Läsion im Kopf-Hals-Bereich, dem Rumpf allgemein (ventraler und dorsaler Rumpf betroffen) und dem dorsalen Rumpf. Der ventrale Rumpf war nicht betroffen. Die obere Extremität war 2 mal, die untere 5 mal betroffen.

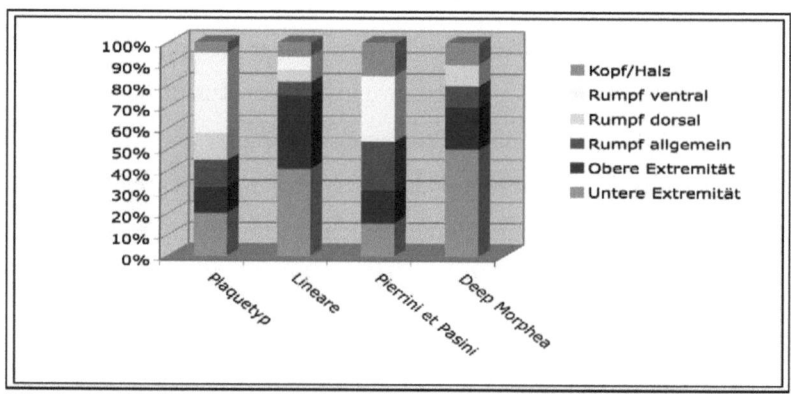

Abb. 3.2: Verteilung der ZS-Läsionen in Abhängigkeit vom Subtyp

4 Diskussion

Die zirkumskripte Sklerodermie (ZS) ist eine autoimmunulogische Erkrankung, deren Ausprägungsgrad sehr variabel ist und deren Ätiologie noch nicht hinreichend geklärt ist. Bisherige Studien haben ihr Augenmerk auf auslösende Faktoren, sowie klinische Charakteristika einzelner Subtypen gelegt. Besonderes Interesse gilt dabei der Detektion von serologischen Parametern, welche einen Hinweis auf das Vorliegen einer ZS, sowie ihren Verlauf anzeigen. Dabei ist insbesondere das Vorhandensein spezifischer Antikörper von vielen Arbeitsgruppen näher untersucht worden. Dabei konnte eine Assoziation zwischen ANA, ENA, Antihiston-Antikörpern, Anti-DNS-Antikörpern und einer ZS gefunden werden [20, 19, 70, 16, 69].

Da es sich bei der ZS um eine seltene Erkrankung handelt, sind Studien an großen Patientenkollektiven von besonderem Interesse, da gerade epidemiologische Daten und besondere Charakteristika einzelner Subtypen noch nicht hinreichend bekannt sind.

4.1 Geschlechterverteilung

Das weibliche Geschlecht ist sowohl im Erwachsenen-, als auch im Kindesalter in besonderem Maße von einer ZS betroffen. Eine große Populationsstudie (n=1030), in der die erwachsene Bevölkerung von Olmsted Country über 33 Jahre beobachtet wurde, konnte zeigen, dass die Ratio von Frauen zu Männern 2,6:1 beträgt [58]. Bei einer Studie im Kindesalter beträgt die Ratio von Mädchen zu Jungen 2,4:1 [56]. In unserer Studie konnten wir diese Ergebnisse bestätigen. Hier betrug die Ratio 3:1 (Frauen : Männern). Diese Verteilung zeigt sich bei Patienten mit einer ZS vom Plaquetyp, der generalisierten ZS, der Deep morphea und der ZS „en coup de sabre", aber auch bei der linearen ZS. Hingegen konnten Mayes et al. in einer Studie zeigen, dass bei Patienten mit einer ZS vom linearen Typ kein bevorzugtes Geschlecht vorliegt [50]. In unserer Studie hingegen litten 53 Frauen (74%) und 19 Männer (26%) an einer ZS vom linearen Typ, was einer Ratio von 3:1 entspricht. In unserem Kollektiv konnten wir lediglich bei Patienten mit einer progressiven fazialen Hemiatrophie keine klare Geschlechterbevorzugung feststellen. Bei Patienten mit einer ZS Pierini et Pasini hingegen war eindeutig das weibliche Geschlecht signifikant häufiger vertreten (Ratio 9:1).

Angesichts der geringen Fallzahlen von Patienten mit seltenen Subtypen der ZS in unserem Kollektiv, sind die erhobenen Daten mit Vorsicht zu interpretieren.

4.2 Aktive Krankheitsphase

Die Diagnose einer zirkumskripten Sklerodermie (ZS) wird in der Regel klinisch gestellt. Um die klinische Verdachtsdiagnose zu bestätigen, bzw. andere Erkrankungen auszuschließen, kann die histologische Begutachtung von Hautproben notwendig sein. Die Differentialdiagnosen der ZS sind je nach Aktivitätsstadium zahlreich. In der frühen inflammatorischen Phase sind das Grannuloma anulare, medikamenteninduzierte Hautreaktionen, Mycosis fungoides, kutane Mastozytose und der Naevus flammeus abzugrenzen. In der späteren sklerotischen Krankheitsphase ist die ZS von einer chronischen Graft versus Host Erkrankung, einem Skleromyxödem, einer nephrogenen systemischen Fibrose, einem Myxödem, der Acrodermatitis chronica atrophicans, einer Radiodermatitis, einem Dermatofibrosarkoma protuberans, Injektionsveränderungen (insbesondere nach Vitamin K-Injektionen) und einer Necrobiosis lipoidica zu unterscheiden. In Phasen der Pigmentierung kommen als Differantialdiagnosen photoallergische Reaktionen, der Lichen planus actinicus, die Mycosis fungoides, Schwermetallvergiftungen und melanozytäre Veränderungen wie Lentigines in Frage. Atrophische Läsionen sind von einer chronischen Graft versus Host Erkrankung, einem Lichen sclerosus et atrophicus, striae distensae und Lipodystrophie-Syndromen zu unterscheiden. Bei den Subtypen „en coup de sabre" und der hemifazialen Atrophie ist an partielle Lipodystrophien, steroidinduzierte Atrophien, eine Lupuspannikulitis und eine Sarkoidose zu denken [8].

Peterson et al. geben in einer großen Studie eine durchschnittliche Krankheitsphase von 3,8 Jahren für Patienten mit einer ZS an. Dabei haben Patienten mit einer ZS vom Plaquetyp mit 2,7 Jahren die kürzeste aktive Krankheitsphase und Patienten mit einer Deep Morphea mit 5,5 Jahren die längste [58]. Die Ergebnisse in unserer Studie differieren von diesen Beobachtungen. In unserem Kollektiv hatten Patienten, welche an einer ZS im Kopf-Hals-Bereich litten besonders lange aktive Krankheitsphasen. Führend waren dabei Patienten mit einer progressiven fazialen Hemiatrophie, die mit 9,3 Jahren die deutlich längste aktive Krankheitsphase zeigten. Lediglich bei der Plaque-Morphea konnten wir mit 3,8 und bei der Deep Morphea mit 4,1 Jahren ähnliche Ergebnisse feststellen.

Die durchschnittlich längeren Krankheitsphasen in unserem Kollektiv sind am ehesten durch eine frühe Diagnosefindung mit anschließender langzeitiger Nachbeobachtung zu erklären. Durch die Anbindung der Patienten an spezialisierte Ambulanzen mit erfahrenen Untersuchern und breiten diagnostischen Mitteln ist eine schnelle und sichere Diagnose unter der Berücksichtigung der jeweiligen Differentialdiagnose möglich [8]. Vor diesem Hintergrund und der großen Breite an Differentialdiagnosen ist zu beachten, dass Patienten mit entsprechenden Hautveränderungen ohne sichere Diagnose, welche sich therapierefraktär oder klinisch unnormal verhalten, entsprechenden Zentren zugeführt werden sollten. Gerade bei Patienten mit seltenen Subtypen wie z.B. der progressiven fazialen Hemiatrophie, welche vornehmlich junge Patienten betrifft, kommt der frühen Diagnosefindung und Therapieeinleitung besondere Bedeutung zu.

4.3 Bedeutung von Borrelieninfektionen

Schon seit langem wird die Entstehung einer ZS mit einer Infektion durch Borrelia burgdorferi in Verbindung gebracht. Jedoch existieren in der Literatur widersprüchliche Meinungen, die auf Beobachtungen von kleineren Kollektiven basieren [97]. Dabei ist anzumerken, dass die Ergebnisse der einzelnen Studien jeweils aus unterschiedlichen Regionen bzw. Ländern stammen, in denen auch das Vorhandensein von Borrelien und den entsprechenden übertragenden Vektoren differieren. So zeigen z.B. eine Studie aus der Schweiz und eine Arbeit aus dem skandinavischen Raum eine hohe Prävalenz von Borrelienantikörpern in Seren von ZS-Patienten [6, 1]. Eisendle et al. konnten in einer Studie bei 69% ihrer untersuchten ZS-Patienten mittels Focus-Floating-Mikroskopie eine zugrunde liegende Infektion mit B. burgdorferi nachweisen. Ein Teil der Patienten profitierte von einer Antibiotikatherapie [15]. Prinz et al. konnten in einem Kollektiv von 90 Patienten eine Koexistenz zwischen einer Infektion mit B. burgdorferi und einer ZS nachweisen. Dabei hat sich gezeigt, dass eine „Borrelien-assozierte Morphea" mit einem frühen Erkrankungsalter einhergeht und häufig schnell progrediente Verläufe zeigt. Bei diesen Patienten ließen sich zusätzlich hohe ANA-Titer nachweisen. Das autoimmune Geschehen soll durch eine Vielfalt von borrelienspezifischen Proteinen, welche unterschiedlich ausgeprägte antigene Eigenschaften besitzen, induziert werden [59]. Studien aus anderen Teilen Europas hingegen zeigten keine Erhöhung von AK-Titern gegen B. burgdorferi und sehen keinen kausalen Zusammenhang zwischen Borrelien und der Pathogenese der ZS [47, 61, 88, 96, 98]. Auch eine nordamerikanische Studie konnte in Gewebeproben von Patienten mit einer ZS, einem Lichen sclerosus et atrophicus und einer Sklerodermie keine DNA von B. burgdorferi mittels PCR nachweisen [11].

In einer Übersichtsarbeit wurde bei Blutspendern und gefährdeten Personen die Prävalenz von AK gegen B. burgdorferi in verschiedenen europäischen Ländern untersucht. Dabei konnte gezeigt werden, dass Deutschland mit 5.5% unter den mitteleuropäischen Ländern zu den Ländern mit einer niedrigen Prävalenz gehört. In Nachbarländern wie den Niederlanden (28%), der Schweiz (25%) und Polen (15%) sind wesentlich höhere Prävalenz-Raten zu verzeichnen [67].

In unserer Studie konnten wir bei 7% der untersuchten Patienten AK gegen B. burgdorferi nachweisen. Dabei konnte bei keinem Subtyp eine erhöhte Prävalenz nachgewiesen werden, lediglich bei Patienten mit einer progressiven fazialen Hemiatrophie konnte bei 2 Patienten (18%) der Nachweis von AK gegen B. burgdorferi erbracht werden. Dabei ist zu beachten, dass lediglich 11 Serologien von Patienten mit einer progressiven fazialen Hemiatrophie angefertigt wurden und damit keine statistisch relevante Aussage möglich ist.

Um eine Infektion mit B. burgdorferi zu verifizieren wurde bei positiven Serologien ein Immunoblot angefertigt. Dabei konnte in 8% der Fälle ein positives Ergebnis festgestellt werden. Auch hier konnte bei keinem Subtyp eine erhöhte Rate von positiven Immunoblots gefunden werden. Vor diesem Hintergrund und der Tatsache, dass die Prävalenz von AK gegen B. burgdorferi auch in der gesunden Bevölkerung ähnliche Werte zeigt, scheint eine Infektion mit B. burgdorferi keine wesentliche Bedeutung für die Pathogenese der ZS zu besitzen.

4.4 Autoimmunität

Schon seit Längerem sind autoimmunologische Vorgänge in der Pathogenese der ZS bekannt.
Schon in den frühen 80er Jahren konnte mittels indirekter Immunfloreszenz das Vorhandensein von antinukleären Antikörpern (ANA) bei 72,7% der untersuchten Patienten mit einer ZS nachgewiesen werden [84]. Auch andere Arbeitsgruppen konnten in Zellkulturen unter Nutzung der indirekten Immunfloreszenz ANA nachweisen [19, 21, 66, 92, 65]. Diese ANA sind nicht gegen ein spezifisches Antigen gerichtet, sondern bestehen vielmehr aus einer heterogenen Gruppe von Antikörpern [85]. Ungefähr 10 Jahre nach der Entdeckung von ANA bei Patienten mit ZS konnte der Nachweis von Antikörpern, welche sich gegen Histone richten, erbracht werden. Dabei konnte bei Patienten mit einer Plaque-Morphea in bis zu 47% und in 87% der Fälle bei Patienten mit einer generalisierten ZS Antikörper gegen Histone gefunden werden [85]. In der Folge wurde postuliert, dass Anti-Histon-AK als serologischer Marker für eine generalisierte ZS gelten [70] und als Aktivitätsmarker der ZS angesehen werden können [70, 16].

Weiter werden Antikörper gegen DNA bei Patienten mit einer ZS nachgewiesen. Dabei konnte insbesondere bei Patienten mit einer linearen ZS und einer generalisierten ZS eine Korrelation zwischen der aktiven Krankheitsphase, insbesondere der Muskelbeteiligung und dem Vorhandensein von Anti-ss-DNA-AK nachgewiesen werden [19, 70, 21, 83].
Das Vorhandensein und die pathogenetische Bedeutung von ASMA ist bis dato in nur wenigen Studien untersucht worden. Es konnten bisher keine eindeutigen Aussagen getroffen werden [49].

In unserem Kollektiv konnten ANA nachgewiesen werden, jedoch nicht in der Höhe, wie bei anderen Arbeitsgruppen [84]. Dabei zeigten sich je nach Subtyp Werte zwischen 11% und 53%, wobei Patienten mit einer ZS Pierini et Pasini die niedrigsten und Patienten mit einer linearen ZS die höchsten Werte zeigten. Damit können wir die Bedeutung von ANA für die ZS bestätigen. Jedoch scheint auch der Subtyp eine Rolle zu spielen, da Patienten mit einer ZS vom linearen Typ in über der Hälfte der Fälle ANA aufweisen, wohingegen andere Subtypen nur in ca. einem Drittel der Fälle ANA zeigten. Die höchsten ANA-Titer fanden sich ebenfalls bei Patienten mit einer linearen ZS (bis zu 1:5120), andere Subtypen weisen nur durchschnittlich Werte zwischen 1:80 und 1:640 auf.

Das Auftreten von Antikörpern gegen einzelsträngige DNA (anti-ss-DNA) [21, 19, 70], sowie das Fehlen von Antikörpern gegen doppelsträngige DNA (anti-ds-DNA) [85, 20] wurde bereits beschrieben. In unserem Kollektiv wurden lediglich Antikörpern gegen doppelsträngige DNA untersucht, welche nur in geringen Fällen nachgewiesen werden konnten. Das völlige Fehlen von Anti-ds-DNS-

Antikörpern, wie in anderen Arbeiten beschrieben [85, 20], können wir nicht bestätigen. Speziell die Subtypen lineare ZS, generalisierte ZS und die ZS „en coup de sabre" zeigen in 13% bis 19% der untersuchten Fälle Anti-ds-DNS-Antikörper, die übrigen jedoch nur in geringem Maße oder keine Anti-ds-DNS-Antikörper (0% bis 4%). Die pathogenetische Bedeutung scheint fraglich, jedoch zeigen auch hier Patienten mit einer linearen ZS analog zu den ANA die höchsten Werte, was gerade für diesen Subtyp eine autoimmunulogische Genese untermauert.

Das Auftreten von Antikörpern gegen extrahierbare nukleare Antigene (ENA) wird sowohl bei verschiedenen Infektionen, malignen Erkrankungen und degenerativen Veränderungen beschrieben [55], aber auch speziell bei der ZS [85]. Dabei handelt es sich insbesondere um Antikörper gegen Histone [16, 70].

In unserem Kollektiv wurde bei betroffenen Patienten zunächst ein ENA-Screen durchgeführt, welcher bei positivem Ausfall näher differenziert wurde. Nur bei Patienten mit einer linearen ZS konnte in 14% der untersuchten Fälle ENA nachgewiesen werden. Patienten mit einer ZS vom Plaquetyp und einer generalisierten ZS zeigen Werte von unter 10%. Bei allen anderen Subtypen konnten keine ENA nachgewiesen werden. Bei positivem ENA-Screen zeigten sich in rund einem Viertel der Fälle Antikörper gegen Histone, bei Patienten mir einer linearen ZS war dies sogar in 83% der Fall.

Das Vorhandensein von Anti-Histon-Antikörpern in bis zu 87% der Fälle, wie in anderen Arbeiten beschrieben [85], sowie die Korrelation mit der generalisierten Form der ZS [70, 16] können wir anhand der von uns erhobenen Daten nicht bestätigen. Auch das Postulat, dass Anti-Histon-Antikörper einen serologischen Marker für eine generalisierte ZS darstellen [70], kann nicht bestätigt werden. Vor dem Hintergrund, dass ENA bei den verschiedensten Erkrankungen auftreten [55] und in unserem Kollektiv in nur geringer Anzahl vorhanden waren, können wir anhand unseres Kollektivs dem Nachweis keine pathogenetische oder prognostische Bedeutung zumessen.

Die Bedeutung von Antikörpern gegen Bestandteile glatter Muskulatur (ASMA) ist bis dato in der Literatur in nur wenigen Studien beschrieben und ihre Bedeutung ungewiss [49]. Jedoch gibt es Hinweise, dass Fibroblasten insbesondere von Patienten mit einer PSS Veränderungen von Bestandteilen glatter Muskulatur aufweisen. Dies wurde, wenn auch weniger häufig bei Patienten mit einer ZS nachgewiesen [68]. In unserem Kollektiv konnten wir bei allen untersuchten Subtypen den Nachweis von Antikörpern gegen Bestandteile glatter Muskulatur (ASMA) erbringen. Dabei konnten wir bei Patienten mit einer generalisierten ZS in 64% der untersuchten Fälle ASMA nachweisen, womit dieser Subtyp eindeutig führend ist. Aber auch bei Patienten mit einer linearen ZS, einer ZS vom Plaquetyp und Patienten mit einer Deep Morphea konnte in rund einem Drittel der untersuchten Fälle ASMA nachgewiesen werden. Diese Ergebnisse unterstreichen erneut eine autoimmunologische Genese der ZS. Interessanterweise zeigen dabei Patienten mit ausgedehnten Läsionen (generalisierte ZS) die höchsten ASMA-Werte, was eine Affektion bzw. Mitbeteiligung der glatten Muskulatur wahrscheinlich macht. Bis jetzt konnte noch in keiner Studie der genaue Zusammenhang zwischen ASMA und einer ZS erbracht werden. Aufgrund unserer Ergebnisse und den Hinweisen, dass bei Erkrankungen, welche sklerotische Hautveränderungen aufweisen [68] Veränderungen von Bestandteilen glatter Muskulatur zeigen, muss der Bedeutung von ASMA besonderes Augenmerk geschenkt werden. Um die Bedeutung für die ZS, eine

Korrelation zum Subtyp und den Ausprägungsgrad der Erkrankung abschätzen zu können, müssen jedoch weitere Untersuchungen mit entsprechenden Fallzahlen erfolgen.

4.5 Bluteosinophilie

Neben dem Auftreten von verschiedenen Autoantikörpern werden auch Veränderungen des Blutbildes bei Patienten mit einer ZS beschrieben. Dabei wird das Vorkommen einer Bluteosinophilie in bis zu 50% der untersuchten Fälle beschrieben, insbesondere soll dies für die eosinophile Fasziitis gelten. Jedoch soll eine Bluteosinophilie auch eng mit einer linearen ZS vergesellschaftet sein und mit der Krankheitsaktivität der ZS korrelieren [89, 18]. Diese Häufigkeit konnten wir in unserem Kollektiv nicht bestätigen. Lediglich bei Patienten mit einer linearen ZS (18%) und einer ZS vom Subtyp Pierini et Pasini (13%) konnten wir eine Bluteosinophilie nachweisen.

Das Auftreten einer Bluteosinophilie wird bei den verschiedensten Erkrankungen beobachtet. Insbesondere tritt sie bei parasitären Infektionen, allergischen Erkrankungen, Sarkoidose, Churg-Strauss Syndrom, Pemphigus vulgaris und hämathologischen Erkrankungen auf. Jedoch gibt es auch exogene Faktoren, die eine Eosinophilie induzieren können. Dabei sind insbesondere antibiotikaassozierte Eosinophilien zu nennen, wobei Penicilline und Tetrazykline hervorzuheben sind [12]. Diese Gegebenheit ist gerade bei der Interpretation von Eosinophilien bei Patienten mit einer ZS zu beachten, da Antibiotika insbesondere in frühen Phasen der Erkrankung noch immer breit eingesetzt werden. Vor diesem Hintergrund und der Analyse unserer Ergebnisse, messen wir dem

Vorhandensein einer Bluteosinophilie, insbesondere als Aktivitätsmarker der Erkrankung keine maßgebliche Bedeutung zu.

4.6 Betroffene Körperstellen

Die zirkumskripte Sklerodermie zeigt verschiedene Verteilungsmuster. Sie kann entweder lokal oder disseminiert auftreten. Bei den lokalisierten Formen wie der ZS „en coup de sabre" und der progressiven fazialen Hemiathrophie gibt es verschieden Studien, in denen versucht wurde, eine bevorzugte Lokalisation bzw. spezielle Verteilungsmuster aufzuzeigen [86, 23, 64, 79]. Jedoch zeigen diese Studien widersprüchliche Ergebnisse. Eine bevorzugte Lokalisation oder Bevorzugung einer Gesichthälfte scheint es nicht zu geben. Weiterhin scheint es Überlappungen und Koexistenzen dieser Subtypen zu geben [78]. Bei der linearen ZS wird die Hypothese vertreten, dass die Läsionen dem Verlauf peripherer Nerven folgt [77, 87]. In jüngerer Zeit erhärten sich die Hinweise, dass sich die ZS in ihrer Verteilung an den Blaschko-Linien orientiert [94].

In unserem Kollektiv haben wir das Augenmerk auf die nicht auf Kopf und Hals beschränkten Formen der ZS gelegt. Der Subtyp „en coup de sabre" und die progressive faziale Hemiathrophie wurden nicht näher berücksichtigt. Auch die generalisierte ZS fand in der Analyse der Lokalisation keine nähere Berücksichtigung, da per Definitionem keine besondere Lokalisation, sondern ein disseminierter Befall vorliegt.

In unserer Studie konnten wir keine besonderen Auffälligkeiten bezüglich einer bevorzugten Lokalisation erkennen (siehe Abb. 3.2). Lediglich der Subtyp Pierini et Pasini wies keine isolierten Läsionen am dorsalen Rumpf, der Subtyp Deep Morphea keine isolierten Läsionen am ventralen

Rumpf auf. Des Weiteren war die untere Extremität bei der Deep Morphea deutlich häufiger betroffen. Die übrigen Subtypen zeigten die für ihre klinische Erscheinungsform typische Verteilungsform. Patienten mit einer ZS vom linearen Typ zeigen die meisten Läsionen an den Extremitäten und Patienten mit einer ZS vom Plaquetyp ein einheitliches Verteilungsmuster ohne eine bevorzugte Körperregion.

Die genaue Bedeutung der Verteilungsmuster und die Hinweise auf eine Orientierung der ZS an den Blaschko-Linien bleiben abzuwarten und müssen durch weitere Studien untersucht werden. Insbesondere die These, dass vulnerabele Zellen, welche sich in einem Mosaikzustand befinden und durch noch nicht näher bekannte Triggerfaktoren aktiviert werden bietet einen Ansatz [94]. Vor dem Hintergrund, dass die ZS eine autoimmunologische Erkrankung ist, gilt der Verifizierung dieser Faktoren besonderes Augenmerk.

5 Zusammenfassung

Problem: Die zirkumskripte Sklerodermie ist eine autoimmunologische Erkrankung, welche die Haut, aber auch tieferliegende Strukturen betrifft. Als pathogenetisch bedeutsam werden Infektionen (v.a. Borrelien), Autoantikörper (ANA, ENA, Anti-Histon-AK), aber auch Traumata und die verschiedensten Agenzien (z.B. Medikamente) angenommen. Der Verifizierung von endo- und exogenen Faktoren gilt besonderes Augenmerk.

Methodik: Es wurden 398 Datensätze von Patienten mit der Hauptdiagnose „Zirkumskripte Sklerodermie", welche sich in der Zeit von 2000 bis 2006 im St. Josef-Hospital Bochum, der Hautklinik am Biederstein der technischen Universität München und der Praxis in der Altstadtklinik Hattingen in Behandlung befanden, retrospektiv untersucht. Dabei wurden insbesondere klinische und serologische Parameter analysiert.

Ergebnisse: Wir konnten eine Geschlechterverteilung von 3:1 zugunsten der Frauen nachweisen. Die durchschnittliche aktive Erkrankungsphase lag zwischen 46 und 112 Monaten. Es konnten 19/280 (7%) positive Borrelienserologien und 14/170 (8%) positive Immunoblots nachgewiesen werden. Unter den Autoantikörpern fanden sich ANA (29%), ENA (5%), Anti-Histon-AK (28%) und anti-ds-DNA-AK (9%). Zusätzlich konnten bei einem erstaunlich hohen Teil der Patienten ASMA (38%) nachweisen werden. Bei Patienten mit einer generalisierten ZS gelang dies in 64% der untersuchten Fälle. Eine vermehrte Bluteosinophilie fand sich nur bei Patienten mit einer linearen ZS (18%). Es ließ sich keine Prädisposition von befallenen Körperstellen nachweisen.

Diskussion: Die zirkumskripte Sklerodermie ist eine autoimmunologisch getriggerte Erkrankung, welche das Vorhandensein verschiedenster Autoantikörper aufweist. Die von vielen Autoren als pathogenetische Faktoren oder Aktivitätsmarker angesehenen Parameter wie Antihiston-AK, Bluteosinophilie oder eine Infektion mit Borrelia burgdorferi konnten in dieser Studie nicht bestätigt werden. Jedoch zeigte ein nicht unerheblicher Teil der Patienten Antikörper gegen Bestandteile glatter Muskulatur (ASMA), welche in besonderem Maße bei der generalisierten ZS vorkamen. Bisher konnte keine Studie die Relevanz von ASMA nachweisen.

6 Literaturverzeichnis

[1] Aberer, E., Ertl, M., Neumann, R., Stanek, G. (1986). Morphea: Another manifestation of Lyme-disease? Zbl. Bakt. Hyg. A. **263**, 266-267

[2] Altmeyer, P., Bacharach-Buhles, M. (2002). Springer-Enzyklopädie der Dermatologie, Allergologie und Umweltmedizin. Springer-Verlag, Berlin Heidelberg

[3] Appenzeller, S., Montenegro, M.A., Dertkigil, S., Sampaio-Barros, P.D., Marques-Nero, J.F., Samara, A.M., Andermann, F., Cendes, F. (2004). Neuroimaging findings in scleroderma en coup de sabre. Neurology **62**, 1585-1589

[4] Blaszczyk, M., Jablonska, S. (1999). Linear scleroderma en coup de sabre. Relationship with Progressive Facial Hemiatrophy (PFH). Adv. Exp. Med. Biol. **455**, 101-104

[5] Blaszczyk, M., Krolicki, L., Krasu, M., Glinska, O., Jablonska, S. (2003). Progressive Facial Hemiatrophy: Central Nervous System Involvement and Relationship with Scleroderma en Coup de Sabre. J. Rheumatol. **30**, 1997-2004

[6] Buechner, S.A., Winkelmann, R.K., Lautenschlager, S., Gilli, L., Ruffli, T. (1993). Localized scleroderma associated with Borrelia burgdorferi infection: Clinical, histological, and immunohistochemical observations. J. Am. Acad. Dermatol. **29**, 190-196

[7] Christiansen, H.B., Dorsey, C.S., O'leary, P.A.A. (1956). Localized scleroderma: A clinical study of two-hundred thirty five cases. Arch. Dermatol. **74**, 629-639

[8] Chung, L., Lin, J., Furst, D., Fiorentino, D. (2006). Systemic and localized scleroderma. Clinics in Dermatology **24**, 374-392

[9] Cunningham, B.B., Landells, I.D., Langman, C., Sailer, D.E., Paller, A.S. (1998). Topical calcipotriene for morphea/linear scleroderma. J. Am. Acad. Dermatol. **39**, 211-215

[10] Dehen, L., Roujeau, J.C., Cosnes, A., Revuz, J. (1994). Internal involvement in localized scleroderma. Medicine (Baltimore) **73**, 241-245

[11] Dillon, W., Saed, G., Fivenson, D. (1995). Borrelia burgdorferi DNA is undetectable by polymerase chain reaction in skin lesions of morphea, scleroderma, or lichen sclerosus et atrophicus of patients from North America. J. Am. Acad. Dermatol. **33**, 617-620

[12] Dinić-Uzurov, V., Lalosević, V., Milosević, I., Urosević, I., Lalosević, D., Popović, S. (2007). Current differential diagnosis of hypereosinophilic syndrome. Med. Pregl. **60**, 581-586

[13] Doyle, J.A., Ginsburg, W.W. (1989). Eosinophilic fasciitis. Med. Clin. North Am. **73**, 1157-1166

[14] Dytoc, M., Ting, P.T., Man, J., Sawyer, D., Fiorillo, L. (2005). First case series on the use of imiquimod for morphoea. Br. J. Dermatol. **153**, 815-820

[15] Eisendle, K., Grabner, T., Zelger, B. (2007). Morphea: a manifestation of infection with Borrelia species? Br. J. Dermatol. **157**, 1189-1198

[16] El-Azhary, R.A., Aponte, C.C., Nelson, A.M. (2004). Do antihiston autoantibodies reflect disease activity in linear scleroderma? Arch. Dermatol. **140**, 759-760

[17] Falanga, V., Medsger,T.A. (1990). D-penicillamine in the treatment of localized scleroderma. Arch. Dermatol. **126**, 609-612

[18] Falanga, V., Medsger, T.A. (1987). Frequency, levels and significance of blood eosinophilia in systemic sclerosis, localized scleroderma, and eosinophilic fasciitis. J. Am. Acad. Dermatol. **17**, 648-656

[19] Falanga, V., Medsger, T.A., Reichlin, M. (1987). Antinuclear and anti-singlestranded DNA antibodies in morphea and generalized morphea. Arch. Dermatol. **123**, 350-353

[20] Falanga, V., Medsger, T.A., Reichlin, M.(1985). High Titers of antibodies to single-stranded DNA in linear scleroderma. Arch. Dermatol. **121**, 345-347

[21] Falanga, V., Medsger, T.A., Reichlin, M., Rodonan, G.P. (1986). Linear scleroderma: clinical spectrum, prognosis and laboratory abnormalities. Ann. Intern. Med. **104**, 849-857

[22] Fitch, P.G., Rettig, P., Burnham, J.M. (2006). Treatment of pediatric localized scleroderma with methotrexate. J. Rheumatol. **33**, 609-614

[23] Gambichler, T., Kreuter, A., Hoffmann, K., Bechara, F.G., Altmeyer, P., Jansen, T. (2001). Bilateral linear scleroderma „en coup de sabre" associated with facial atrophy and neurological complications. BMC Dermatol. **1**, 9-13

[24] Hasegawa, M., Sato, S., Nagaoka, T., Fujimoto, M., Takehara, K. (2003). Serum levels of tumor necrosis factor and interleukin-13 are elevated in patients with localized scleroderma. Dermatology **207**, 141-147

[25] Heickendorff, L., Zachariae, H., Bjerring, P., Halkier-Sorensen, L., Sondergaard, K. (1995). The use of serologic markers for collagen synthesis and degradation in systemic sclerosis. J. Am. Acad. Dermatol. **32**, 584-588

[26] Hulshof, M.M., Bouwes Bavinck, J.N., Bergman, W., Masclee, A.A., Heickendorff, L., Breedveld, F.C., Dijkmans, B.A. (2000). Double-blind, placebo-controlled study of oral calcitriol for the treatment of localized and systemic scleroderma. J. Am. Acad. Dermatol. **43**, 1017-1023

[27] Hunzelmann, N., Anders, S., Fierlbeck, G. (1997). Double-blind, placebo-controlled study of intralesional interferon gamma for the treatment of localized scleroderma. J. Am. Acad. Dermatol. **36**, 433-435

[28] Hunzelmann, N., Scharffetter-Kochanek, K., Hager, C., Krieg, T. (1998). Management of Localized Scleroderma. Sem. Cutan. Med. Surg. **17**, 34-40

[29] Ihn, H., Sato, S., Fujimoto, M., Kikuchi, K., Takehara, K. (1995). Demonstration of interleukin-2, interleukin-4 and interleukin-6 in sera from patients with localized scleroderma. Arch. Dermatol. Res. **287**, 193-197

[30] Jablonska, S., Blaszczyk, M. (2004). Is superficial morphea synonymous with atrophoderma Pasini-Pierini? J Am Acad Dermatol **50**, 979-980

[31] Jablonska, S., Szczepanski, A. (1962). Atrophoderma Pasini-Perini: Is it an entity? Dermatologica **125**, 226-242

[32] Jacobson, L., Palazij, R., Jaworsky, C. (2003). Superficial morphea. J. Am. Acad. Dermatol. **49**, 323-325

[33] James, W.D., Berger, T.G., Butler, D.F., Tuffanelli, D.L. (1984). Nodular (keloidal scleroderma). J. Am. Acad. Dermatol. **11**, 1111-1114

[34] Jinnin, M., Ihn, H., Yazawa, N., Asano, Y., Yamane, K., Tamaki, K. (2004). Serum levels of manganese superoxide dismutase in patients with localized scleroderma. Exp. Dermatol. **13**, 357-360

[35] Joly, P., Bamberger, N., Crickx, B., Belaich, S. (1994). Treatment of severe forms of localized scleroderma with oral corticosteroids: follow-up study on 17 patients. Arch. Dermatol. **130**, 663 – 664

[36] Kahaleh, M. (1990). The role of vascular endothelium in the pathogenesis of connective tissue disease: endothelial injury, activation, participation and response. Clin. Exp. Rheumatol. **8**, 595-601

[37] Kencka, D., Blaszczyk, M., Jablonska, S. (1995). Atrophoderma Pasini-Pierini is a primary atrophic abortive morphea. Dermatology **190**, 203-206

[38] Kerl, H., Garbe, C., Cerroni, L., Wolff, H.H. (2003). Histopathologie der Haut. Springer-Verlag, Berlin Heidelberg

[39] Khanna, D., Verity, A., Grossman, J. (2002). Eosinophilic fasciitis with multiple myeloma: a new haematological association. Ann. Rheum. Dis. **61**, 1111-1112

[40] Kreuter, A., Altmeyer, P., Gambichler, T. (2007). Treatment of localized scleroderma depends on the clinical subtype. British Journal of Dermatology **156**, 1363-1364

[41] Kreuter, A., Gambichler, T. (2008). UVA-1 phototherapy for sclerotic skin diseases: implications for optimizing patient selection and management. Arch. Dermatol. **144**, 851-858

[42] Kreuter, A., Gambichler, T., Avermaete, A. (2001). Combined treatment with calcipotriol ointment and low-dose ultraviolet A1 phototherapy in childhood morphea. Pediatr. Dermatol.**18**, 241-245

[43] Kreuter, A., Gambichler, T., Breuckmann, F. (2005). Pulsed high-dose corticosteroids combined with low-dose methotrexate in severe localized scleroderma. Arch. Dermatol. **141**, 847-852

[44] Kubo, M., Ihn, H., Yamane, K., Tamaki, K. (2001). Up-regulated expression of transforming growth factor β receptors in dermal fibroblasts in skin sections of patients with localized scleroderma. Arthritis Rheum. **44**, 731-734

[45] Kuhnl, P., Sibrowski, W., Boehm, B.O., Holzmann, H., Sollberg, S. (1989). Association of HLA antigens with progressive systemic sclerosis and morphea. Tissue Antigens **34**, 207-209

[46] Larregue, M., Ziegler, J.E., Lauret, P., Bonafe, J., Lorette, G; Titi, A., Ramdenee, P., Bressieux, J.M. (1986). Linear scleroderma in children (apropos of 27 cases). Ann. Dermatol. Venereol. **113**, 207-224

[47] Lecerf, V., Bagot, M., Dournon, E., Cosnes, A., Touraine, R., Revuz, J. (1989). Negativity of Borrelia burgdorferi serology in scleroderma en plaques. Ann Dermatol Venereol. **116**, 539-542

[48] Mancuso, G., Berdondini, R.M. (2005). Localized scleroderma: response to occlusive treatment with tacrolimus ointment. Br. J. Dermatol. **152**, 180-182

[49] Marzano, A.V., Menni, S., Parodi, A., Borghi, A., Fuligni, A., Fabbri, P., Caputo, R. (2003). Localized scleroderma in adults and children. Clinical and laboratory investigations on 239 cases. Eur. J. Dermatol. **13**, 171-176

[50] Mayes, M.D. (1998). Classification and epidemiology of scleroderma. Semin. Cutan. Med. Surg. **17**, 22-26

[51] Mayorquin, F.J., Mccurley, T.L., Levenier, J.E., Myers, L.K., Becker, J.A., Graham, T.P., Pincus, T. (1994). Progression of childhood linear scleroderma to fatal systemic sclerosis. J. Rheumatol. **21**, 1955-1957

[52] McNiff, J., Glusac, E.J., Lazova, R.Z., Carroll, C.B. (1999). Morphea limited to the superficial reticular dermis: an underrecognized histologic phenomenon. J. Am. Acad. Dermatol. **21**, 315-319

[53] Nagaoka, T., Sato, S., Haregawa, M., Ihn, H., Takehara, K. (2000). Serum levels of soluble interleukin 6 receptor and soluble gp130 are elevated in patients with localized scleroderma. J. Rheumatol. **27**, 1917-1921

[54] Orozco-Covarrubias, L., Guzmán-Meza, A., Ridaura-Sanz, C., Carrasco Daza, D., Sosa-de-Martinez, C., Ruiz-Maldonado, R. (2002). Scleroderma 'en coup de sabre' and progressive facial hemiatrophy. Is it possible to differentiate them? J. Eur. Acad. Dermatol. Venereol. **16**, 361-366

[55] Pahor, A., Krajnc, I., Gorenjak, M., Holc, I. (1998). The clinical significance of antinuclear antibodies in connective tissue disease. Wien Klein. Wochenschr. **8**, 338-341

[56] Peserico, A., Belloni-Fortina, A., Zulian, F. (2004). Juvenile Localized Scleroderma: New insights into clinical and classification issues. Ped. Dermatol. **21**, 306

[57] Peterson, L.S., Nelson, A.M., Su, W.P. (1995). Classification of morphea. Mayo Clin. Proc. **70**, 1068-1076

[58] Peterson, L.S., Nelson, A.M., Su, W.P., Mason, T., O'Fallon, W.M., Gabriel, S.E. (1997). The epidemiology of Morphea (localized scleroderma) in Olmsted County 1960 – 1993. J Rheumatol. **24**, 73-80

[59] Prinz, J.C., Mutasi, Z., Weisenseel, P., Poto, L., Battyani, Z., Ruzicka,T. (2008). "Borrelia-associated early-onset morphea": A particular type of scleroderma in childhood and adolescence with high titer antinuclear antibodies? Results of a cohort analysis and presentation of three cases. J. Am. Accad. Dermatol. **10,** 1-8

[60] Provost, T., Greenberg, A., Falanga, V. (2004). Localized cutaneous sclerosis. In: Sontheimer R., Provost T., editors. Cutaneous manifestations of rheumatic diseases. Philadelphia: Lippincott Williams & Wilkins, 125-134

[61] Raguin, G., Biosinic, S., Souteyrand, P., Baranton, G., Piette, J.C., Godeau, P., Frances, C. (1992). No evidence for spirochaetal origin of localized scleroderma. Br J Dermatol. **127,** 218-220

[62] Rencic, A., Brinster, N., Nousari, C. (1999). Keloid morphea and nodular scleroderma: two distinct clinical variants of scleroderma? J. Cutan. Med. Surg. **7,** 20-24

[63] Rencic, A., Goyal, S., Mofid, M., Wigley, F., Nousari, H.C. (2002). Bullous lesions in scleroderma. Int. J. Dermatol. **41,** 335-339

[64] Rogers, B.O. (1964). Progressive facial hemiatrophy: Rombergs disease – A report of 772 cases. Transactions of the third International Congress of Plastic Surgery (Washington, DC). Excerpta medica, International congress of series. **66,** 681-689

[65] Rosenberg, A.M., Uziel, Y., Krafchik, B.R. (1995). Antinuclear antibodies in children with localized scleroderma. J. Rheumatol. **22**, 2337-2343

[66] Ruffatti, A., Peserico, A., Glorioso, S. (1986). Anticentromere antibody in localized scleroderma. J. Am. Acad. Dermatol. **15**, 637-642

[67] Santino, I., Datoli, F., Sessa, R., Del Piano, M. (1997). Geographical incidence of infection with Borrelia burgdorferi in Europe. Panminerva Med. **39**, 208-214

[68] Sappino, A.P., Masouyé, I., Saurat, J.H., Gabbiani, G. (1990). Smooth muscle differentiation in scleroderma fibroblastic cells. Am. J. Pathol. **137**, 585-591

[69] Sato, S., Fujimoto, M., Ihn, H., Kikuchi, K., Takehara, K. (1994). Antigen specificity of antihistone antibodies in localized scleroderma. Arch. Dermatol. **130**, 1273-1277

[70] Sato, S., Fujimoto, M., Ihn, H., Kikuchi, K., Takehara, K. (1994). Clinical characteristics associated with antihistone antibodies in patients with localized scleroderma. J. Am. Acad. Dermatol. **31**, 567-571

[71] Sato, S., Fujimoto, M., Kikuchi, K., Ihn, H., Tamaki, K., Takehara, K. (1996). Elevated soluble CD23 levels in the sera from patients with localized scleroderma. Arch. Dermatol. Res. **288**, 74-78

[72] Sato, S., Fujimoto, M., Kikuchi, K., Ihn, H., Tamaki, K., Takehara, K. (1996). Soluble CD4 and CD8 in serum from patients with localized scleroderma. Arch. Dermatol. Res. **288**, 358-362

[73] Sato, S., Ihn, H., Soma, Y., Igarashi, A., Tamaki, T., Kikuchi, K., Ishibashi, Y., Takehara, K. (1993). Antihistone antibodies in patients with localized scleroderma. Arthritis Rheum. **36**, 1137-1141

[74] Seyger, M.M., van den Hoogen, F.H, de Boo, T., de Jong, E.M. (1998) Low-dose methotrexate in the treatment of widespread morphea. J. Am. Acad. Dermatol. **39**, 220-225

[75] Shulman, L. (1975). Diffuse fasciitis with eosinophilia: a new syndrome? Trans. Assoc. Am. Physicians **88**, 70-86

[76] Soma, Y., Fujimoto, M. (1998). Frontoparietal scleroderma (en coup de sabre) following Blaschko's lines. J. Am. Acad. Dermatol. **38**, 366-388

[77] Soma, Y., Kawakami, T., Yamasaki, E., Sasaki, R., Mizoguchi, M. (2003). Linear scleroderma along Blascko's lines in a patient with systematized morphea. Acta. Derm. Venereol. **83**, 362-362

[78] Sommer A., Gambichler T., Bacharach-Buhles M, von Rothenburg T., Altmeyer P., Kreuter A. (2006). Clinical and serological characteristics of progressive facial hemiatrophy: A case series of 12 patients. J. Am. Acad. Dermatol. **54**, 227-233

[79] Stone, J. (2003). Parry-Romberg syndrome: a global survey of 205 patients using the Internet. Neurology. **61**, 674-676

[80] Stone, J., Franks, A.J., Guthrie, J.A., Johnson, M.H (2001). Scleroderma "en coup de sabre": pathological evidence of intracerebral inflammation. J. Neurol. Neurosurg. Psychiatry **70**, 382-385

[81] Su, W., Person, J. (1981). Morphea profunda. A new concept and a histopathologic study of 23 cases. Am. J. Dermatopathol. **3**, 251-260

[82] Stücker, M., Schreiber, D., Gruss, C., Freitag, M., Von Kobyletzki, G., Kerscher, M., Altmeyer, P. (1999). Severe course of a mutilating pansclerotic circumscribed scleroderma in childhood. Clinical aspects and therapy. Hautarzt **50**, 131-135

[83]   Takehara, K., Kikuchi, K., Soma, Y., Igarashi, A., Ishibashi, Y. (1990). Anti-singlestrand DNA antibody and muscle involvement in localized scleroderma. Arch. Dermatol. **126**, 1368-1369

[84]   Takehara, K., Moroi, Y., Nakabayashi, Y., Ishibashi, Y. (1983). Antinuclear antibodies in localized scleroderma. Arthritis Rheum. **26**, 612-616

[85]   Takehara, K., Sato, S. (2005). Localized scleroderma is an autoimmune disorder. Rheumatology **44**, 274-279

[86]   Tollefson, M.M., Witman, P.M. (2007). En coup de sabre morphea and Parry-Romberg syndrome: a retrospective review of 54 patients. J. Am. Acad. Dermatol. **56**, 257-263

[87]   Torrelo, A., Boente, M., Mediero, I.G., Lopez-Baro, A.M., Asial, R.A., Zambiano, A. (2004). Scleroderma following the Lines of Blaschko. Ped. Dermatol. **21**, 410-411

[88]   Tuffanelli, D.L. (1987). Do some patients with morphea and lichen sclerosus et atrophicans have a Borrelia infection? Am. J. Dermatopathol. **9**, 371-373

[89]   Tuffanelli, D.L. (1998). Localized Scleroderma. Sem. Cutan. Med. Surg. **17**, 27-33

[90]   Tuffanelli, D.L., Winkelmann, R.R. (1955). Systemic scleroderma. Arch dermatol. **84**, 359-371

[91] Uziel, Y., Feldman, B.M., Krafchik, B.R., Yeung, R.S., Laxer, R.M. (2000). Methotrexate and corticosteroid therapy for pediatric localized scleroderma. J. Pediatr. **136**, 91-95

[92] Uziel, Y., Krafchik, B.R., Silverman, E.D., Thorner, P.S., Laxer, R.M. (1994). Localized scleroderma in children: a report of 30 cases. Semin. Arthritis Rheum. **23**, 328-340

[93] Vierra, E., Cunningham, B.B. (1999). Morphea and localized scleroderma in children. Semin. Cutan. Med. Surg. **18**, 210-225

[94] Weibl, L., Harper, J.I. (2008). Linear morphoea follows Blaschko's lines. Br. J. Dermatol. **159**, 175-181

[95] Weibel, L., Sampaio, M.C., Visentin, M.T., Howell, K.J., Woo, P., Harper, J.I. (2006). Evaluation of methotrexate and corticosteroids for the treatment of localized scleroderma (morphoea) in children. Br. J. Dermatol. **155**, 1013-1020

[96] Weide, B., Schittek, B., Klyscz, T., Schuz, K., Stark, M., Rassner, G., Wilske ,B., Garbe, C. (2000). Morphea is neither associated with features of Borrelia burgdorferi-infection, nor is this agent detectable in lesional skin by polymerase chain reaction. Br. J. Dermatol. **143**, 780-785

[97] Weide, B., Walz, T., Garbe, C. (2000). Is morphoea caused by Borrelia burgdorferi? A review. Br. J. Dermatol. **142**, 636-644

[98] Wienecke, R., Schlüpen, E.M., Zöchling, N., Neubert, U., Meurer, M., Volkenandt, M. (1995). No evidence for Borrelia burgdorferi-specific DNA in lesions of localized scleroderma. J. Invest. Dermatol. **104**, 23-26

[99] Yokoyama, Y., Ishikawa, O., Miyachi, Y. (1997). Disaccharide analysis of skin glycosaminoglycan in localized scleroderma. Dermatology **194**, 329-333

[100] Zannin, M.E., Vallongo, C., Loro, F., Russo, R., Vesely, R., Higgins, G., Athreya, B.H., Harper, J., Zulian, F. (2004). Juvenile Localized Scleroderma and Eye Involvement: An underestimate Complication. Ped. Dermatol. **21**, 420

[101] Zulian, F. (2004). Systemic Manifestations in Localized Scleroderma. Curr. Rheumatol. Rep. **6**, 417-424

[102] Zulian, F., Vallongo, C., Woo, P., Russo, R., Ruperto, N., Harper, J., Espada, G., Corona, F., Mukamel, M., Vesely, R., Musiej-Nowakowska, E., Chaitow, J., Ros, J., Apaz, M.T., Gerloni, V., Mazur-Zielinska, H., Nielsen, S., Ullman, S., Horneff, G., Wouters, C., Martini, G., Cimaz, R., Laxer, R., Athreya, B.H. (2005). Localized scleroderma in childhood is not just a skin disease. ArthritisRheum. **52**, 2873-2881

7 Danksagungen

Mein Dank gilt Herrn Jun.-Prof. PD. Dr. med. A. Kreuter für die Überlassung des Themas und die engagierte und freundliche Unterstützung bei der Realisierung der Arbeit.

Frau Prof. Dr. med. M. Bacharach-Buhles danke ich für die freundliche Bereitstellung ihrer Patientenunterlagen.

Frau Prof. Dr. med. B. Eberlein danke ich für die freundliche Betreuung und die Bereitstellung ihrer Patientendaten.

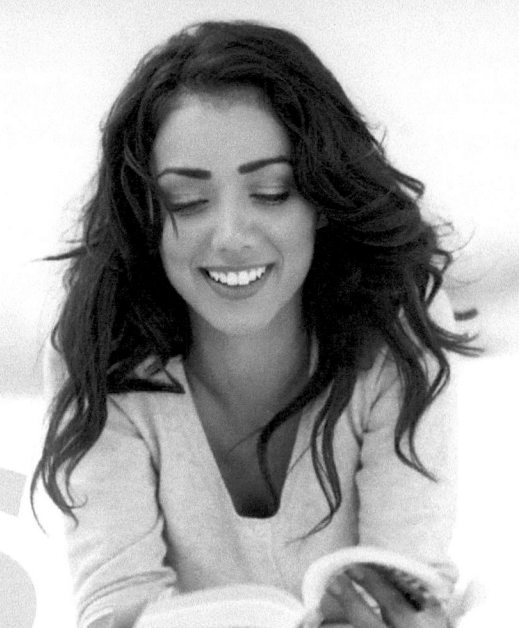

i want morebooks!

Buy your books fast and straightforward online - at one of world's fastest growing online book stores! Environmentally sound due to Print-on-Demand technologies.

Buy your books online at
www.get-morebooks.com

Kaufen Sie Ihre Bücher schnell und unkompliziert online – auf einer der am schnellsten wachsenden Buchhandelsplattformen weltweit! Dank Print-On-Demand umwelt- und ressourcenschonend produziert.

Bücher schneller online kaufen
www.morebooks.de

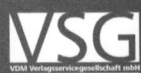

VDM Verlagsservicegesellschaft mbH
Heinrich-Böcking-Str. 6-8
D - 66121 Saarbrücken

Telefon: +49 681 3720 174
Telefax: +49 681 3720 1749

info@vdm-vsg.de
www.vdm-vsg.de

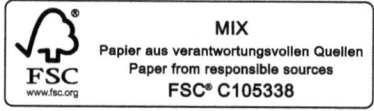

Printed by Books on Demand GmbH, Norderstedt / Germany